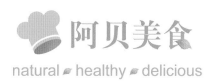

natural ✦ healthy ✦ delicious

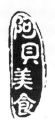

豆浆 米糊 蔬果汁

DOUJIANG MIHU SHUGUOZHI YANGSHENG SHIDIAN

养生事典

阿贝美食◎著

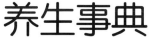

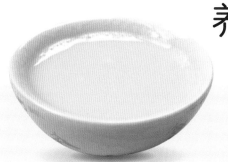

河南科学技术出版社

·郑州·

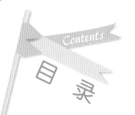

Contents

目录

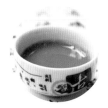

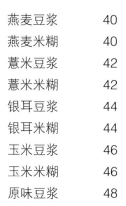

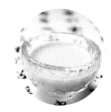

Part 1

天然食物让你更健康

认识食物四性属 6
认识食物五味属 8
认识食物五色属 11
认识食物的营养 13

Part 2

经典养生豆浆、米糊

白果豆浆 20
白果米糊 20
大麦豆浆 22
大米豆浆 24
大米米糊 24
黑豆豆浆 26
黑豆米糊 26
黑芝麻豆浆 28
黑芝麻米糊 28
红豆豆浆 30
红豆米糊 30
绿豆豆浆 32
绿豆米糊 32
糯米豆浆 34
糯米米糊 34
荞麦豆浆 36
荞麦米糊 36
小麦豆浆 38
小麦米糊 38

燕麦豆浆 40
燕麦米糊 40
薏米豆浆 42
薏米米糊 42
银耳豆浆 44
银耳米糊 44
玉米豆浆 46
玉米米糊 46
原味豆浆 48

Part 3

养人蔬菜豆浆、蔬汁

白菜豆浆 52
白萝卜豆浆 54
冬瓜豆浆 56
冬瓜蔬汁 56
番茄豆浆 58
番茄蔬汁 58
甘薯豆浆 60
甘薯蔬汁 60
胡萝卜豆浆 62
黄瓜豆浆 64
黄瓜蔬汁 64
莲藕豆浆 66
莲藕蔬汁 66
菱角豆浆 68
芦笋豆浆 70
芦笋蔬汁 70
南瓜豆浆 72

南瓜蔬汁 72
荠菜豆浆 74
荠菜蔬汁 74
山药豆浆 76
芋头豆浆 78
芋头蔬汁 78

Part 4

美味水果豆浆、果汁

菠萝豆浆 82
草莓豆浆 84
草莓果汁 84
甘蔗豆浆 86
梨豆浆 88
梨果汁 88
荔枝豆浆 90
芒果豆浆 92
猕猴桃豆浆 94
猕猴桃果汁 94
柠檬豆浆 96
柠檬果汁 96
葡萄豆浆 98
葡萄果汁 98
石榴豆浆 100
柿子豆浆 102
西瓜豆浆 104
西瓜果汁 104
香蕉豆浆 106
香蕉果汁 106

椰子豆浆 108
樱桃豆浆 110

Part 5
滋养坚果豆浆、米糊

核桃豆浆 114
核桃米糊 114
花生豆浆 116
栗子豆浆 118
栗子米糊 118
莲子豆浆 120
莲子米糊 120
松子豆浆 122
松子米糊 122
乌梅豆浆 124
乌梅米糊 124
杏仁豆浆 126
杏仁米糊 126
榛子豆浆 128
榛子米糊 128

Part 6
美丽花草茶豆浆、米糊

百合豆浆 132
百合米糊 132
薄荷豆浆 134
枸杞子豆浆 136
枸杞子米糊 136
桂花豆浆 138
桂花米糊 138
菊花豆浆 140
玫瑰豆浆 142

玫瑰米糊 142
茉莉豆浆 144
茉莉米糊 144

Part 7
调理体质豆浆

阳虚体质——四子豆浆 149
阴虚体质——五汁豆浆 151
气虚体质——人参豆浆 153
血虚体质——红枣豆浆 155
痰湿体质——陈皮豆浆 157
瘀血体质——桃仁豆浆 159
气郁体质——柚子豆浆 161
湿热体质——荷叶豆浆 163

Part 8
对症养生豆浆

发汗解表——紫苏红糖豆浆 167
止咳平喘——桔梗金橘豆浆 169
润肺润喉——神仙果豆浆 171
清热解暑——三叶豆浆 173
散寒温里——生姜豆浆 175
健胃消食——山楂豆浆 177
益气养血——龙眼豆浆 179
利水除湿——茯苓豆浆 181
清肝明目——决明子豆浆 183
排毒润肠——桑葚豆浆 185
润肤养颜——桃花阿胶豆浆 187
延年益寿——灵芝豆浆 189
减肥清脂——月见草豆浆 191
乌发固发——芝麻黑豆浆 193
益智健脑——核桃花生豆浆 195

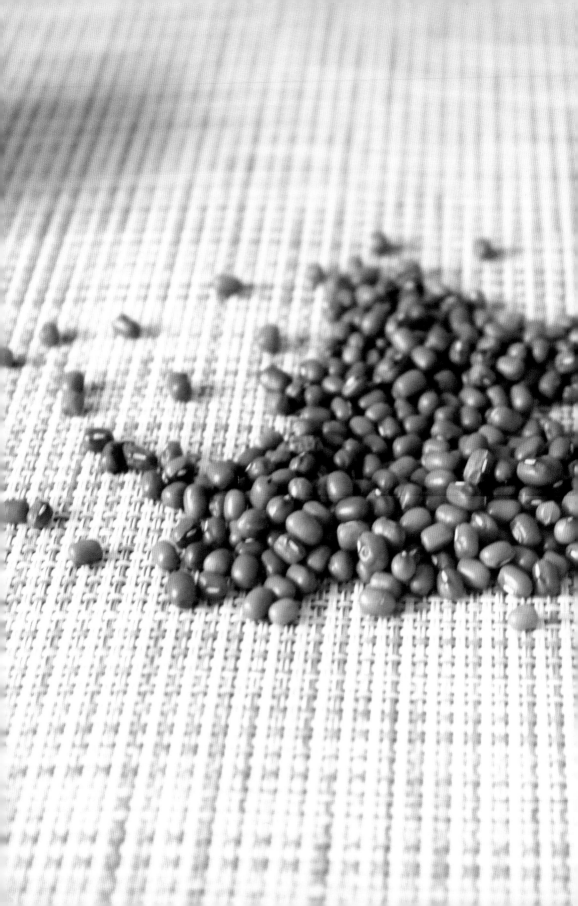

Part 1
天然食物让你更健康

寒热温凉 认识食物四性属

天有"四季"，春夏秋冬；食物也有"四性"，寒热温凉。食物受到不同的地理环境和气候光照的影响，形成了不同的"脾气"和"性格"。《黄帝内经》中提到："春秋冬夏，四时阴阳，生病起于用过，此为常也。"这原本是说明疾病发生的原因，往往是由于人们生活中某一方面存在太过的现象，身体机能失去了平衡，从而诱发疾病；现在看来，这也同样适用于饮食养生。《黄帝内经》中倡导"饮食有节"的养生方法，包括饥饱的节制、寒温的适宜以及食物四性五味的调和。

人有不同的体质，食物也有不同的属性。有些体质敏感的人吃了凉性的水果（例如西瓜、梨子）之后就会出现腹痛、腹泻等症状，而吃了荔枝、芒果等热性水果后则会出现口渴、烦躁等现象。这些现象正是食物有不同属性的表现。

中医食疗书籍记载了300多种常用食物，性质平和的居多。平性食物的性质介于寒凉和温热之间，适合于一般体质的人，寒凉、热性病症的人都可选用；寒凉性食物属于阴性，有清热、泻火、凉血、解毒等功效；温热性食物属于阳性，有散寒、温经、通络、壮阳等功效。

食物五味属	食物五色属	食物五性属
酸	青	寒
苦	赤	热
甘	黄	温
辛	白	凉
咸	黑	平

认识
食物五味属

"神农尝百草"，首先尝到的就是食物的"味"。中医把食物分为五味：酸、苦、甘、辛、咸，不同"味"的食物具有不同的功效，吃对了"味"，才能达到食疗养生的目的。

◆ "酸"能开胃，也能伤胃 ◆

酸味的食物可以刺激人体的唾液腺等消化腺使其液体分泌增加，从而达到增强食欲、健胃消食的功效。很多女性妊娠期间特别喜欢酸味食物，正是由于其开胃的功效。

但是，"酸味"食物又是一把双刃剑，食入过多的酸味食物，会导致肝气过于亢进，木旺克土，脾胃之气反而会受到制约。《黄帝内经》说："味过于酸，肝气以津，脾气乃绝。"脾胃之气受损，人就会出现厌食、消化不良、恶心呕吐甚至腹泻等症状。从西医角度看，酸味摄入过多，容易引起胃酸、消化液分泌过旺，反而会损害胃黏膜，影响胃功能。所以食用酸味，也应贵得其宜。

◆ "苦"尽甘来得健康 ◆

"苦"味是大家最不喜欢的一种味道，但是"良药苦口"，这个被人们冷落的味道有时却能救人性命，其中原因何在呢？

"脾苦湿，急食苦以燥之"，苦味的食物在民间一直被认为是清暑除湿的上品。夏季湿热较重，许多地方都会出现"桑拿天"，湿气侵袭脾胃，脾胃为湿热所困，往往容易出现四肢倦怠、乏力、恶心呕吐、厌食腹胀等症状。这个时候食用苦味的食物，燥湿清热，可以把脾胃从湿热之中"解救"出来，增强食欲，改善乏力恶心等症状。

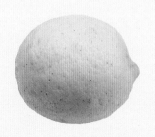

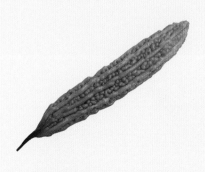

◆ 小心"甘"味的糖衣炮弹 ◆

"甘"味居于五味之中，在五行中对应"土"，五脏对应"脾胃"，是很讨好的一个味道，基本上没有人会排斥"甘甜"这种让人愉悦的味道。

说起甘味的食物，莫过于最常见的调味品"冰糖"。它看起来很不起眼，但是在著名的用于治疗虚劳性的腹痛中医方剂"小建中汤"里，却起着主帅的作用！可以说甘味的食物都是偏于补益功效的，这类虚性的疼痛就可以用甘味的食物来缓解和治疗，例如蜂蜜、阿胶等都适合于体质较虚弱的人食用的。

但是甘味不宜食用过量，《黄帝内经》里说："味过于甘，脾气不濡，胃气乃厚。"也就是说，食用甘味过多，脾气不能为胃运行津

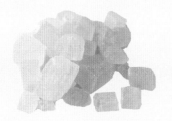

液，脏腑失养，就会导致胃中饮食积滞。食用甘味过多会损害脾胃之气，小儿易发展为"疳积"，出现厌食等症状；成年人由于摄入糖分过多，代谢异常，则会发展为肥胖；中老年人群则易发展为糖尿病等代谢紊乱综合征。

◆ "辛"是冬天里的一把火 ◆

"辛"指的就是"辛辣"。《黄帝内经》说"气味辛甘发散味阳，酸苦涌泄为阴"，是说辛味有发散的性用。辛味能够驱散外邪，可以治疗外感疾病。

辛味食物属于"温热"之性的食物，因此具有很好的温通血脉的作用。很多痛经的女性朋友如果能够在月经来潮的前三五天，每天坚持服用一杯姜糖水或者是艾草水，可以很大程度地缓解痛经的症状。

但凡事也要有节制，嗜食太过，辛味这团"火"就容易乱窜，引起健康的"火灾"！由于辛味属于发散性质，容易消耗身体的精

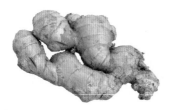

气，而酒属"辛"味，所以很多人喝多了酒第二天醒来会觉得浑身乏力。饮食养生讲究阴阳平衡，辛味属阳，温热之品易损伤"阴血"，素体阴虚，容易潮热盗汗的人就要注意少食辛味之品。

◆ 食用"咸味"宜慎重 ◆

咸味食物的代表是海带等海产品，海水里盐的含量很高，海产品出产的时候都是带着白白的盐晶。中医理论中，咸味食品具有"软坚散结"的作用，而海带等海产品本身含碘量很高，所以使用这类产品可以补充碘元素，从而达到治疗甲状腺功能亢进、软坚散结的效果。

咸味缺了不行，但是多了也不

好，世界卫生组织建议人每天食用的盐不能超过6g。盐摄入过度，会造成体内水和钠离子的潴留，增加血管和心脏的负荷，极易诱发心脏病和高血压病。中国人的饮食习惯造成大多数家庭的盐摄入量都超过了6g/d的标准，这也是我国近年来心脑血管疾病发病率持续升高的一个重要因素。

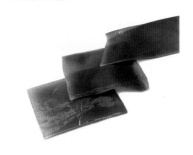

认识食物五色属

食物颜色五彩纷呈，黄的香蕉，紫的葡萄，绿的西瓜，红的樱桃……琳琅满目的食材里面，隐藏着大大的养生学问。虽说食物也有"万紫千红"，但是总离不开"青、赤、黄、白、黑"这五种基本的色调。

◆ 东方青色，通于肝气 ◆

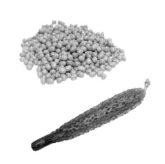

在文学作品里，青色是春天的代表色。春天一到，万物复苏，满目都是青绿色的枝条嫩芽。在中医理论里，青色是入肝经的颜色，青绿色的食物能够直达肝经，调节肝气。青绿色食物往往富含膳食纤维，可以促进肠胃蠕动，将体内有害物质排出体外。

容易着急上火的人应该多食青色食物，如苦瓜、绿豆等，可以排毒养颜、清肝泻火、疏肝解郁。

◆ 南方赤色，通于心气 ◆

赤色是像火一样的颜色，赤色

的食物大多性温热，富含铁元素，有补血、活血、生血的功效，能够温通心脏的阳气。多吃赤色食物，可预防贫血，消除疲劳。心脏不好的人可以多吃红枣、阿胶，以补血养心。

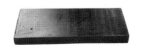

葡萄酒是赤色食物里的典型代表，具有美容养颜、软化血管、预防心脑血管疾病等多重功效。牛肉、羊肉等"红肉"也具有振奋心阳的作用。

◆ 中央黄色，通于脾气 ◆

中国传统文化都是以"黄"为贵，黄色是最重要的一种颜色，黄色的食物也往往是营养价值较高的食物。黄色食物直接与脾胃之气相交通，能够很好地调理脾胃。"脾胃为后天之本"，可以说黄色食物是具有"固本培元"的功效。

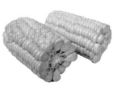

常见的黄色食物有玉米、甘薯、南瓜、干黄豆、马铃薯等。别看其中多是粗粮，对于人体健康却大有裨益。它们都能够直接调理中焦，给人体补充能量和蛋白质，干黄豆还能补充丰富的钙质，强健骨骼，培育"后天之本"。

◆ 西方白色，通于肺气 ◆

白色是一种纯洁的颜色，白色的食物也具有洁净的作用。白色食物能够直接通于肺脏，是人体呼吸系统的"清洁工"。

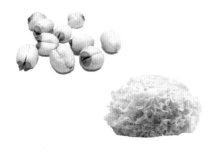

白果、杏仁等白色食品，就具

有很好的润肺化痰、平喘止咳的功效。银耳、莲子性质偏润，能够滋补肺阴，用嗓过度、声音嘶哑的人可以多食。"冬吃萝卜夏吃姜"，这里的萝卜主要是指白萝卜，因为白萝卜味辛，可以驱散寒邪，同时入肺经，能够很好地预防冬季感冒。

◆ 北方黑色，入于肾脏 ◆

黑色是最凝重的一种颜色，黑色的食物主要是因为花青素含量高而使表面呈现黑色或深色，其营养价值"深藏不露"，富含维生素E和矿物质，有抗氧化、促进血液循环、调理人体机能等作用。

黑木耳、黑芝麻、核桃、黑豆等食物都能入藏于肾脏，补肾益精，乌发明目，延缓衰老，尤其有益于生殖系统。

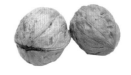

认识
食物的营养

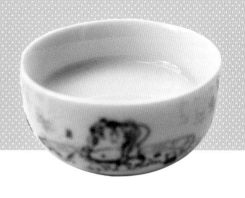

　　除了空气与水之外，人体所需要的营养都从食物中得来。综合食物的功能可以分为三方面：供给热量并维持体温；构造与修补体组织；调节体内各种生理机制。由于每一种食物的营养成分不同，因而功效也不一样，不能光靠一种食物来满足身体的营养需要。"五谷为养，五果为助，五畜为益，五菜为充，气味合而服之，以补精益气"，这是当今营养学家公认的最合理的营养饮食原则。

　　日常膳食中的食物有两种来源：来自植物的食物，如谷类、豆类、坚果类、蔬菜水果类、植物油等；来自动物的食物，如肉类、鱼虾类、禽类、蛋类、乳类、动物油脂等。食物是由营养素组成的，食物所含的营养素包括蛋白质、脂肪、糖类、食物纤维、矿物质、维生素和水。各类食物有着不同的营养价值，营养价值是指食品中所含营养素和热能能够满足人体营养需要的程度。食物的营养价值是相对的。例如：米、面类及油脂食品，其热能、糖类、脂肪营养价值较高，而蛋白质营养价值却很低；奶、蛋白质营养价值较高，而铁的营养价值则较低。即使同一类食品中，由于不同品种、部位、产地、成熟程度等因素而营养价值也不同。

　　食物的加工也是影响食物营养的一个重要因素，食物经过加工烹调后不仅改善了食品的感官性状，而且营养素也会发生变化。例如米、面加工精度过高，淘洗次数太多，烹调温度过高，将损失较多的B族维生素，使其营养价值降低；大豆通过加工制成豆腐等豆制品，可明显提高蛋白质的消化吸收和利用，因为通过加工去除或破坏了大豆中的抗营养素因子，可以提高大豆蛋白质的营养价值。

　　日常生活中人们要想吃得健康，就要注意营养搭配，将不同的食物合理搭配在一起既能保证营养的全面补充，还能使食物更加美味可口。作为营养学中的主角，豆类制品一直都是"人气之星"，但是单一的豆浆虽然能补充一定的营养，但口味和营养价值都过于单调。这里就向大家介绍如何在家中自制营养豆浆，如何将厨房里常见的食材和豆浆组合成一对对"甜美"的营养搭档。

食物中含有丰富的营养素，它们各司其职，共同打造身体的健康大厦，任何一样的缺失或者是过多都会导致营养失衡，健康就会亮起红灯。所以，均衡营养才是健康的基石！

蛋白质

【 主要功能 】

1. 构成细胞的主要成分。
2. 参与组织的修复和免疫调节，是各种酶和激素以及抗体的重要组成成分。
3. 主导生长发育，婴幼儿需求较高。

【 食物来源 】

- **动物蛋白：**肉、蛋、奶等。
- **植物蛋白：**豆类、坚果以及全麦类食物。

脂肪

【 主要功能 】

1. 脂肪是人体最重要的储存和供给能量的主要营养素。
2. 参与机体细胞膜、神经组织、激素的构成。
3. 保护关节、各种组织，促进脂溶性维生素的吸收，维持体温。

【 食物来源 】

- **饱和脂肪酸：**红肉类、奶类、动物内脏。
- **不饱和脂肪酸：**鱼肉、蛋类、植物油、坚果类。

糖类

【 主要功能 】

1. 糖类是人们维持生命活动的首要能量来源。
2. 是神经细胞的唯一的能量支持。
3. 参与细胞间的识别和通信。

【 食物来源 】

- **单糖类：**葡萄糖、蔗糖、淀粉和蔬菜、水果等。
- **多糖类：**豆类、动物肝脏和肉类。

维生素

维生素是个大家族，目前发现的有几十种，我们熟知的维生素如维生素A、B族维生素、维生素C、维生素D等都是参与人体代谢必不可少的有机化合物，是维持生命的重要活性物质。

维生素A

【 主要功能 】

1. 营养视网膜，维持正常视觉功能。
2. 维护上皮组织和黏膜健康，增强免疫功能。
3. 促进骨骼生长，有助于生长发育。

【 食物来源 】

- **动物性食物：**鱼肝油、鸡蛋、动物肝脏。
- **植物性食物：**胡萝卜、甘薯、芒果、辣椒、柿子。
- **药食同源性食物：**枸杞子、紫苏、藿香等。

维生素C

【主要功能】

1. 合成胶原蛋白，保持皮肤弹性，保护大脑，促进伤口愈合。
2. 保护血管壁，抗坏血病。
3. 强健骨骼和牙齿。
4. 抗氧化，抵抗自由基对人体的伤害。
5. 预防动脉硬化。

【食物来源】

· **新鲜蔬菜**：番茄、辣椒、芥蓝、菜花等。
· **新鲜水果**：猕猴桃、樱桃、石榴等。

维生素D

【主要功能】

1. 促进钙、磷的吸收利用。
2. 坚固牙齿和骨骼。

【食物来源】

· **动物性食物**：鱼肝油、深海鱼、动物肝脏、鱼卵、虾、奶酪等。
· **植物性食物**：蘑菇、大豆。

维生素E

【主要功能】

1. 抗氧化，清除自由基。
2. 延缓机体衰老。
3. 改善脂质代谢，预防动脉硬化。
4. 促进血液循环，维持生殖功能。

【食物来源】

· **动物性食物**：蛋黄、牛奶、动物油。
· **植物性食物**：黄豆、植物油、莴苣、芒果等。

维生素B₁

【主要功能】

1. 缓解晕车、晕船症状。
2. 改善精神状况。
3. 促进糖类的消化。

【食物来源】

· 谷物类、豆类、干果、坚果类等。

维生素B₂

【主要功能】

1. 预防和缓解口腔黏膜及皮肤的炎症。
2. 增强视力，减轻眼疲劳。
3. 抗氧化，保护机体。

【食物来源】

· 动物肝脏、蛋黄、菠菜、胡萝卜、香菇、紫菜等。

维生素B₆

【主要功能】

1. 营养大脑和神经组织。
2. 改善精神状态，减轻焦虑。
3. 防治贫血。

【食物来源】

· 动物内脏、谷物、花生。

叶酸

叶酸是一种重要的B族维生素。

【主要功能】

1. 调节胎儿神经细胞发育，是孕妇必不可缺的营养补充剂。
2. 参与造血，治疗叶酸贫血症。
3. 保护黏膜。

【食物来源】

· 绿色蔬菜是其主要来源，如菠菜、莴苣、油菜、小白菜、蘑菇等。
· 新鲜水果如橘子、草莓、樱桃、香蕉、柠檬等。

矿物质

矿物质是构成人体组织和维持正常生理功能所必需的各种元素的总称，是构成机体组织的重要材料，如钙、磷、镁是构成骨骼、牙齿的主要材料；也是维持机体酸碱平衡和正常渗透压的必要条件，人体内有些特殊的生理物质如血液中的血红蛋白、甲状腺素等都需要铁、碘的参与才能合成。虽然矿物质在人体内的总量不及体重的5%，也不能提供热能可是它们在体内不能自行合成，必须由外界环境供给，并且在人体组织的生理作用中发挥重要的功能。

钙

【主要功能】

1. 是骨骼发育的重要原料。
2. 调节心律。
3. 降低血管通透性，抗过敏。

【食物来源】

· 乳类及乳制品是最佳的钙源。
· 虾皮、海带等海产品钙含量较高。
· 豆类是重要的植物性钙源。

铁

【主要功能】

1. 血红蛋白的重要成分，预防和治疗贫血。
2. 辅助智力发育。

【食物来源】

· 红肉、蛋类、奶制品以及海产品等。

磷

【主要功能】

1. 促进骨骼和牙齿的钙化，帮助生长发育。
2. 维持肾脏的正常机能。
3. 维持大脑和神经功能正常。

【食物来源】

· 谷类、肉类、蛋类、动物内脏等。

锌

【主要功能】

1. 促进食欲和生长发育。

2. 增强人体免疫力。
3. 促进伤口的愈合。
4. 维持第二性征。

【 食物来源 】

- **动物性食物：**动物内脏、蛋类、红肉、牡蛎等。
- **植物类食物：**坚果类、苹果、黄豆等。

镁

【 主要功能 】

1. 维持神经肌肉的兴奋性。
2. 保护骨骼牙齿的骨密度。

【 食物来源 】

- 谷类、新鲜蔬菜、香蕉等。

硒

【 主要功能 】

1. 清除人体自由基，增强免疫力。
2. 预防糖尿病、心脑血管疾病。
3. 保护肝脏，预防肝癌。

【 食物来源 】

- 海产品、菌类、肉类、蛋类、西兰花等。

硫

【 主要功能 】

1. 维持皮肤、毛发的健康与光泽。
2. 促进胆汁分泌，有助消化。
3. 增强大脑功能，参与新陈代谢。

【 食物来源 】

- 小麦、豆类、鱼、牛奶、瘦肉、贝类，以及洋葱、萝卜、干果、圆白菜等。

碘

【 主要功能 】

1. 调节糖、蛋白质和脂肪的合成与代谢。
2. 促进大脑发育，提高智力。
3. 甲状腺球蛋白的重要组成成分。

【 食物来源 】

- 海产品是含碘最高的食物，如海带、紫菜、鳕鱼、贝类等。

膳食纤维

【 主要功能 】

1. 减少有害物质和肠壁的接触时间，促进胃肠蠕动，改善便秘。
2. 延缓胃肠对于糖类的吸收，降低餐后血糖。
3. 降低胆固醇，有助于减轻体重。

【 食物来源 】

- **粗粮杂粮类：**糙米以及玉米、小米、燕麦等。
- **蔬菜水果类：**白菜、豆芽、豆角、萝卜、苹果、梨、柚子、草莓等。
- **菌藻类：**海带、蘑菇、银耳、木耳等。

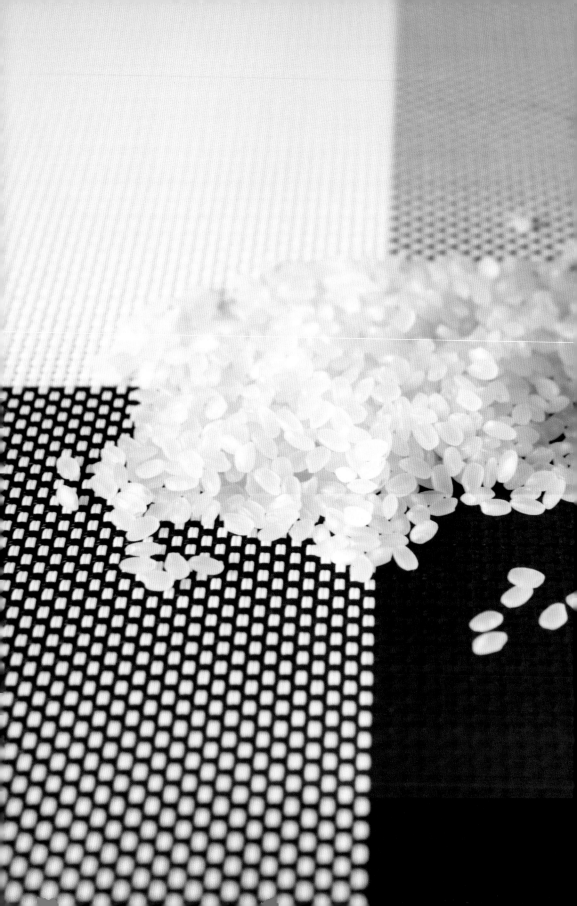

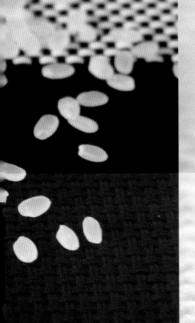

Part 2
经典养生豆浆、米糊

白果豆浆

白果：清肺胃浊气，化痰定喘，止咳。
性味归经：性平，味苦、甘、涩；归肺、肾经。
适用者：一般人。

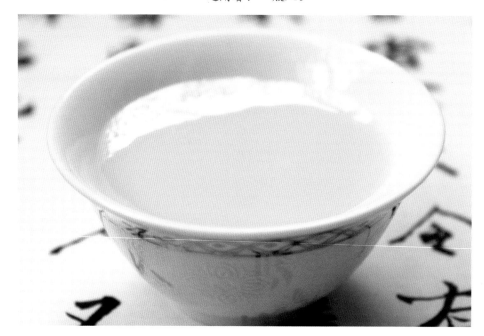

白果米糊

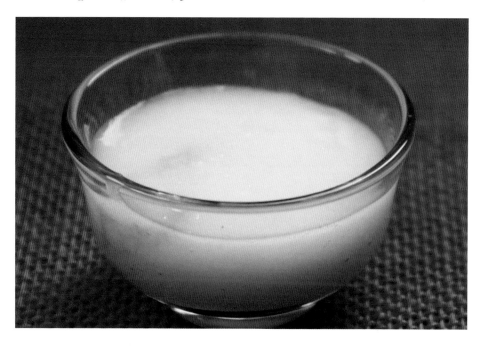

西医师推荐 白果，又名"银杏"，是银杏树的成熟种子。银杏树又名"公孙树"，所以白果还被称作"公孙果"。白果含有糖类、较高的蛋白质和脂肪，还含有丰富的钙、铁、磷、胡萝卜素、维生素B₂和多种氨基酸。白果还含有少量黄酮苷、苦内脂等营养成分。

中医师推荐 白果具有收敛固涩、止渴定喘、固精缩尿止带的功效，可以治疗咳嗽气喘、遗精早泄、遗尿、女性白带过多等症状。研究还发现，白果中的黄酮苷、苦内脂能够通畅脑血管，改善大脑功能和脑供血不足，对于脑血栓、老年性痴呆、高血压、高血脂、冠心病、动脉硬化、脑功能减退等疾病具有特殊的预防和治疗效果。

·白果

·冰糖

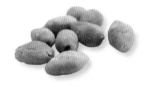

豆浆制作方法 *Production methods*

1. 食材用料：干黄豆50g，新鲜白果20g，冰糖适量。
2. 前期准备：将干黄豆洗净，在温水中提前浸泡6～8小时；白果洗净备用。
3. 操作方法：将泡好的干黄豆和洗净的白果放入豆浆机杯体中，加入适量清水，接通电源，按下"五谷豆浆"键，十几分钟过后白果豆浆就制作成功了。可依照个人喜好加入适量冰糖。

米糊制作方法 *Production methods*

1. 食材用料：大米50g，熟白果50g，冰糖适量。
2. 前期准备：将大米用清水浸泡2小时。
3. 操作方法：将泡好的大米、熟白果一起放入豆浆机杯体内，往杯体内加入适量清水（以淹没食材一横指为准），启动豆浆机，十几分钟后即可，乘热调入少许冰糖。

食材营养素（每100g含量）

食物名称 ▼ 白果	热量	蛋白质	脂肪	糖类	膳食纤维	维生素E	胡萝卜素	维生素B₂	钙
	kJ	g	g	g	mg	mg	μg	mg	mg
	1486.00	13.20	1.30	72.60	—	24.70	3	0.10	54.00

大麦豆浆

大麦：宜心，主消渴，除热，久食令人多力健行。
性味归经：性凉，味甘；归脾、胃、膀胱经。
适用者：一般人。

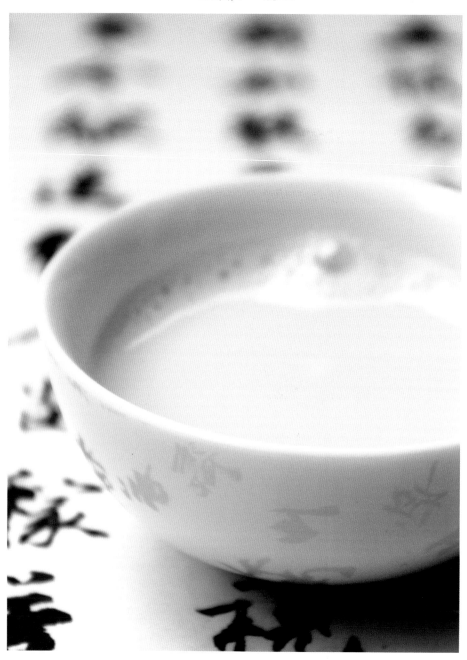

西医师推荐 大麦中的糖类略低于大米，蛋白质，脂肪含量高于大米，含有少量维生素B₁和薏苡脂、三萜化合物等。

中医师推荐 大麦具有健脾除湿、排脓消肿、抗癌、通淋等功效。主治脾胃虚弱、食欲缺乏、风湿痹痛、水肿、喘息，还可治疗食积不消、脘腹胀满、食欲缺乏、泄泻、淋痛、水肿等病症。

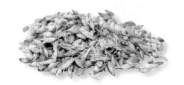

·大麦

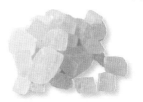

·冰糖

豆浆制作方法 *Production methods*

1. 食材用料：干黄豆50g，大麦50g，冰糖适量。
2. 前期准备：将干黄豆、大麦洗净，用清水浸泡约6小时。
3. 操作方法：将干黄豆、大麦仁放入豆浆机中，加入适量清水，按下"五谷豆浆"键，十几分钟后待豆浆煮好即可。可依照个人喜好加入适量冰糖。

食材营养素（每100g含量）

食物名称 ▼ 大麦	热量	蛋白质	脂肪	糖类	膳食纤维	锌	维生素E	钙	铁
	kJ	g	g	g	mg	mg	mg	mg	mg
	1285.10	10.20	1.40	63.40	9.90	4.36	1.23	66.00	6.40

大米豆浆

大米：主益气，止烦，止泻。
性味归经：性平，味甘；归脾、胃经。
适用者：一般人。

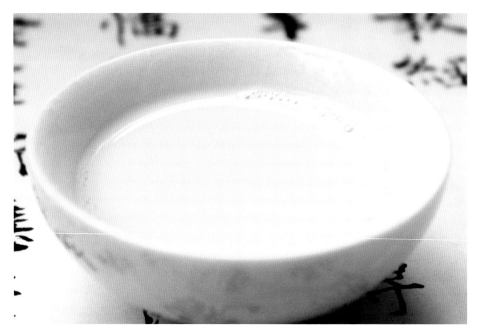

大米米糊

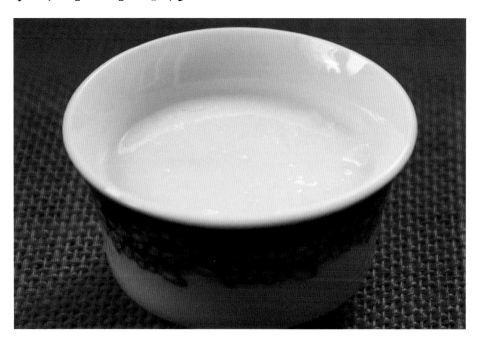

西医师推荐 大米主要成分为淀粉，其次为蛋白质，脂肪含量较少。此外，还含少量B族维生素，乙酸、延胡索酸、琥珀酸、甘醇酸、柠檬酸、苹果酸等有机酸，葡萄糖、麦芽糖、果糖等单糖，以及钙、磷等无机盐。

中医师推荐 《食物本草》："（大米）主益气，止烦止渴止泻痢，温中和胃气，长肌肉，壮筋骨，益肠胃，通血脉，和五脏，益精强志，聪耳目明。"主要功效是补中益气，健脾益胃，适合体虚瘦弱、高热之后津液受损和大吐大泻之后的人。

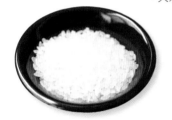
·大米

·冰糖

豆浆制作方法 *Production methods*

1. 食材用料：大米50g，干黄豆50g，冰糖适量。

2. 前期准备：将干黄豆用清水浸泡6小时，将大米用清水浸泡2小时。

3. 操作方法：将泡好的干黄豆、大米一起放入豆浆机杯体内，往杯体内加入适量清水（以淹没干黄豆、大米一横指为准），按下"五谷豆浆"键，十几分钟后即可将豆浆制出，乘热调入少许冰糖。

米糊制作方法 *Production methods*

1. 食材用料：大米100g，冰糖适量。

2. 前期准备：将大米用清水浸泡2小时。

3. 操作方法：将泡好的大米放入豆浆机杯体内，往杯体内加入适量清水（以淹没食材一横指为准），启动豆浆机，十几分钟后即可，乘热调入少许冰糖。

食材营养素（每100g含量）

食物 名称 ▼ 大米	蛋白质	脂肪	糖类	膳食 纤维	维生素 B_2	维生素 B_6	钙	铁
	g	g	g	g	mg	mg	mg	mg
	7.5～15	1	0.5	0.5	0.03	0.10	1.5～3.0	1.5～3.0

黑豆豆浆

黑豆：豆有五色，各治五脏，惟黑豆属水性寒，可以入肾。消胀、下气、治风热而活血解毒，常食用黑豆，可百病不生。

性味归经：性平，味甘；归脾、肾经。

适用者：一般人。

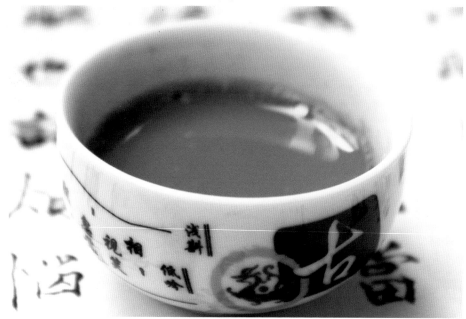

黑豆米糊

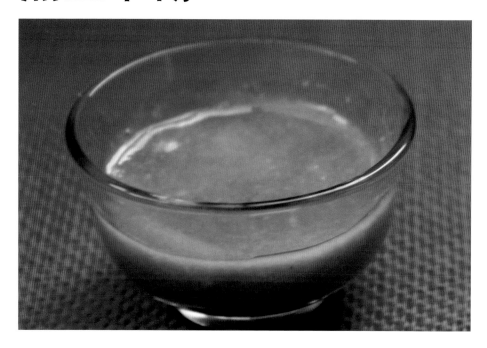

西医师推荐　黑豆在植物当中有"豆中之王"的称号，因为其蛋白质含量高达36%～40%，相当于肉类的2倍、鸡蛋的3倍、牛奶的12倍；黑豆含有18种氨基酸，其中包括了人体必需的8种氨基酸；黑豆还含有较高的植物脂肪，这类脂肪不但不易被人体吸收利用，还能抑制人体吸收胆固醇，从而达到降低血脂的作用。

中医师推荐　黑豆具有补肾滋阴、补血活血、除湿利水、祛风解毒等功效，主治肾虚消渴、不孕不育、耳聋、盗汗自汗，还可以治疗血虚、目暗、下血、水肿、脚气、黄疸水肿、风痹痉挛骨痛、痈肿疮毒。因此，常食黑豆能软化血管、滋润皮肤、延缓衰老，特别是对高血压、心脏病等患者有益。

Part
2

经典养生豆浆、米糊

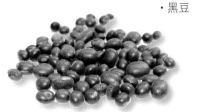

·黑豆

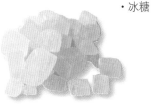

·冰糖

豆浆制作方法　*Production methods*

1. 食材用料：黑豆50g，核桃50g，黑芝麻50g，冰糖适量。
2. 前期准备：将黑豆预先用水浸泡6～8小时，将大米淘洗干净。
3. 操作方法：将泡好的黑豆、核桃、黑芝麻混合均匀放入豆浆机中，加入清水，接通电源，按"五谷豆浆"键，十几分钟后黑豆豆浆就做好了。可依照个人喜好加入适量冰糖。

米糊制作方法　*Production methods*

1. 食材用料：大米50g，黑豆50g，冰糖适量。
2. 前期准备：将黑豆用清水浸泡6小时，将大米用清水浸泡2小时。
3. 操作方法：将泡好的黑豆、大米一起放入豆浆机杯体内，往杯体内加入适量清水（以淹没食材一横指为准），启动豆浆机，十几分钟后即可，乘热调入少许冰糖。

食材营养素（每100g含量）

食物名称 ▼ 黑豆	热量	蛋白质	脂肪	糖类	膳食纤维	钾	磷	钙	镁
	kJ	g	g	g	g	mg	mg	mg	mg
	1594.87	36.10	15.90	23.40	10.20	1377	500	224.00	243.00

27

黑芝麻豆浆

黑芝麻：主治伤中虚赢，补五内，益气力，长肌肉，填髓脑坚筋骨。

性味归经：性平，味甘；归肝、肾、大肠经。

适用者：一般人。

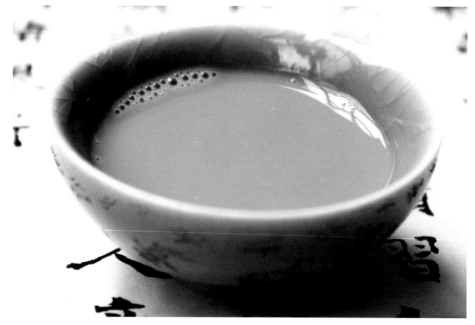

黑芝麻米糊

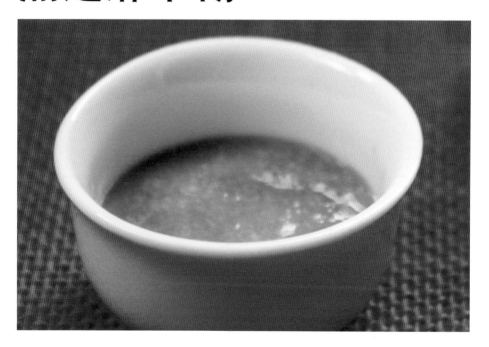

西医师推荐 黑芝麻含有丰富的脂肪油，达到60%，大部分为不饱和脂肪酸，蛋白质含量较高，还含有芝麻素、芝麻酚、芝麻林素、卵磷脂和维生素E等微量元素。其中维生素E的含量居植物性食物之首，被推崇为极佳的保健美容食品。

中医师推荐 黑芝麻具有滋养肝肾、润燥滑肠、补肺气、益脑髓的作用。黑芝麻中的生物素能够让人"返老还童"，食用黑芝麻治疗眩晕、须发早白、腰膝酸软等症状已经成为民间验方。黑芝麻还可以用于产妇乳汁分泌不足、咳嗽少痰、失眠多梦等症状。最新研究发现，黑芝麻具有降低胆固醇的功效，能够软化血管、延长寿命。

·黑芝麻

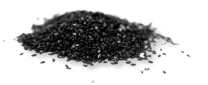

·冰糖

豆浆制作方法 *Production methods*

1. 食材用料：干黄豆50g，黑芝麻50g，糖适量。

2. 前期准备：将干黄豆、黑芝麻洗净，在温水中提前浸泡6～8小时。

3. 操作方法：将泡好的干黄豆和黑芝麻放入豆浆机杯体中，加入适量清水，接通电源，按下"五谷豆浆"键，十几分钟后营养美味的黑芝麻豆浆就制作成功了，可以依照个人喜好加入适量冰糖。

米糊制作方法 *Production methods*

1. 食材用料：熟黑芝麻50g，大米50g，冰糖适量。

2. 前期准备：将大米用清水浸泡2小时。

3. 操作方法：将泡好的大米、熟黑芝麻一起放入豆浆机杯体内，往杯体内加入适量清水（以淹没食材一横指为准），启动豆浆机，十几分钟后即可，乘热调入少许冰糖。

食材营养素（每100g含量）

食物名称 ▼	热量	蛋白质	脂肪	糖类	膳食纤维	维生素E	钾	烟酸	钙
	kJ	g	g	g	g	mg	mg	mg	mg
黑芝麻	2222.77	19.10	46.10	24.00	14.00	50.40	358.00	5.90	780.00

红豆豆浆

红豆：主治寒热，热中，消渴，止泄，利小
便，吐逆，卒癖，下胀满。
性味归经：性平味甘酸；归心、小肠经。
适用者：一般人。

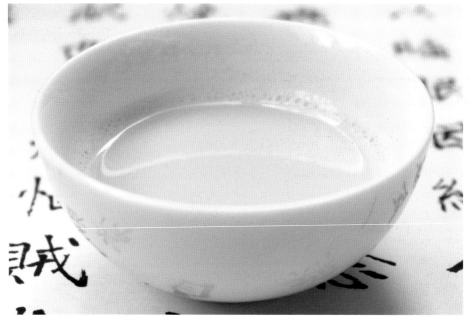

红豆米糊

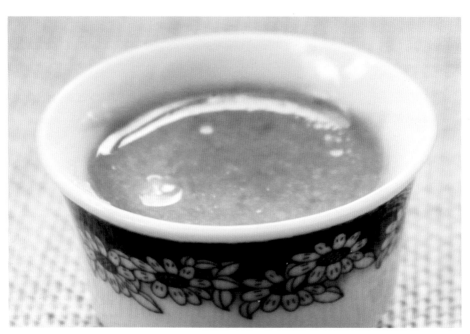

西医师推荐 红豆又名"赤小豆"，在古代有"相思豆"的美称。但其实红豆与相思豆只是外形相似而已，二者不可混为一谈。红豆的淀粉和蛋白质含量较高，而脂肪含量极少。此外红豆中的磷、钾、镁含量甚高，还有钙、铁、硫胺素、维生素B_2、维生素E、烟酸、三萜皂苷等，均为人体所必需的营养物质。

中医师推荐 红豆具有利水除湿、和血排脓、消肿解毒等功效。主要治疗水肿、脚气、疖疮、产后恶露不尽、痔疮出血、热毒疮疡、丹毒、湿热黄疸、风疹等。由于红豆具有较强的利水消肿功效，所以它还是很好的下乳偏方，产后妇女乳汁不下，可以红豆煮水服用，同时将红豆渣滓与酒相和，外敷于乳房，也有一定效果。

· 红豆

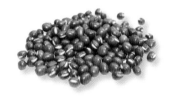

· 冰糖

豆浆制作方法 *Production methods*

1. 食材用料：干黄豆50g，大米50g，红豆50g，冰糖适量。
2. 前期准备：将干黄豆和红豆预先用水浸泡6～8小时，将大米淘洗干净。
3. 操作方法：将泡好的干黄豆、红豆和大米混合均匀放入豆浆机中，加入适量清水；接通电源，按下"五谷豆浆"键，十几分钟后红豆豆浆就做好了，乘热调入少许冰糖。

米糊制作方法 *Production methods*

1. 食材用料：大米50g，红豆50g，冰糖适量。
2. 前期准备：将红豆用清水浸泡6小时，将大米用清水浸泡2小时。
3. 操作方法：将泡好的红豆、大米一起放入豆浆机杯体内，往杯体内加入适量清水（以淹没食材一横指为准），启动豆浆机，十几分钟后即可，乘热调入少许冰糖。

食材营养素（每100g含量）

食物名称 ▼ 红豆	热量	蛋白质	脂肪	糖类	膳食纤维	烟酸	硫胺素E	钙	铁
	kJ	g	g	g	g	mg	mg	mg	mg
	1075.13	6.95	0.39	56.42	1.46	1.08	0.19	32.3	1.88

Part

2

经典养生豆浆、米糊

绿豆豆浆

绿豆：主寒热，热中，消渴，止泄痢，利小
便，除吐逆辛癖下，腹胀满。
性味归经：性寒，味甘；归心、胃经。
适用者：一般人。

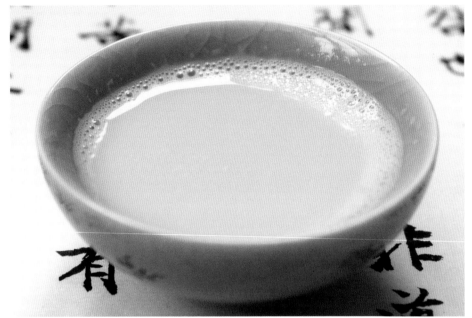

绿豆米糊

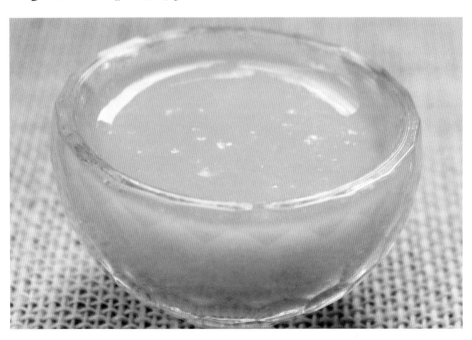

西医师推荐 绿豆又名"青小豆"，是我国传统的豆类食物。绿豆含有丰富的蛋白质和糖类，蛋白质含量约为大米的1.5～3倍，而脂肪含量较少，还有含有少量的钙、磷、铁和胡萝卜素、维生素B$_2$、硫胺素和烟酸等。

中医师推荐 绿豆具有清除暑热、利水除湿、解毒、止渴、抗过敏等疗效。炎炎夏日，绿豆汤是最适合的消暑饮料，能够缓解暑天发热、中暑、口渴烦热等症状；同时还能缓解食物中毒和药物中毒症状，治疗荨麻疹，是很好的食药同源的食材，有"济世之食谷"之说。

· 绿豆 · 冰糖

豆浆制作方法 *Production methods*

1. 食材用料：干黄豆50g，大米50g，绿豆50g，冰糖适量。
2. 前期准备：将干黄豆和绿豆预先用水浸泡6～8小时，将大米淘洗干净。
3. 操作方法：将泡好的干黄豆、绿豆和大米混合均匀放入豆浆机中，加入适量清水，接通电源，按下"五谷豆浆"键，十几分钟后绿豆豆浆就做好了，乘热调入少许冰糖。

米糊制作方法 *Production methods*

1. 食材用料：大米50g，绿豆50g，冰糖适量。
2. 前期准备：将绿豆用清水浸泡6小时，将大米用清水浸泡2小时。
3. 操作方法：将泡好的绿豆、大米一起放入豆浆机杯体内，往杯体内加入适量清水（以淹没食材一横指为准），启动豆浆机，十几分钟后即可，乘热调入少许冰糖。

食材营养素（每100g含量）

食物名称 ▼	热量	蛋白质	脂肪	糖类	膳食纤维	烟酸	硫胺素E	钙	铁
	kJ	g	g	g	g	mg	mg	mg	mg
绿豆	1322.78	21.60	0.8	62.00	6.40	2.00	0.25	81.00	6.50

糯米豆浆

糯米：补脾胃，益肺气之谷。

性味归经：性温，味甘；归脾、肺、胃经。

适用者：一般人。

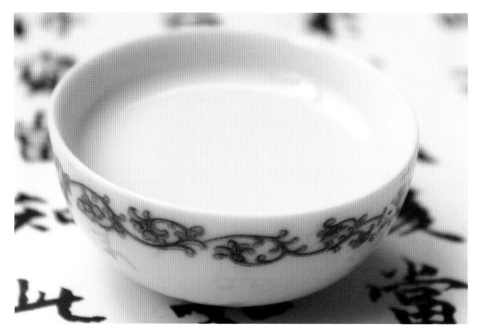

糯米米糊

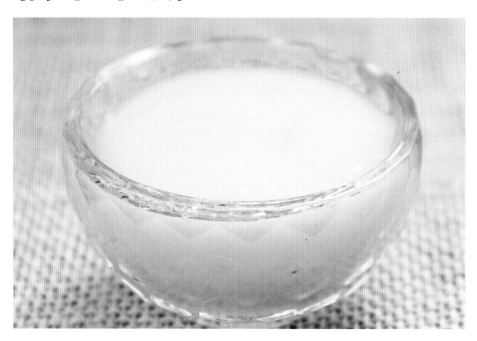

西医师推荐　糯米有白色和紫色之分，性黏，富含蛋白质、脂肪、糖类、钙、磷、铁、维生素B₂、烟酸等营养成分。不宜一次过多食用，否则容易产热，造成大便干燥。

中医师推荐　糯米具有益气补肺、健脾、暖胃、止汗、止泻的功效。主要用于治疗脾胃虚寒所导致的泄泻、体弱多病、食欲不佳以及气虚乏力、自出汗多、妇女妊娠期间腰腹坠胀等病症。

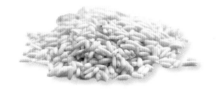
·糯米

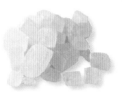
·冰糖

豆浆制作方法 *Production methods*

1. 食材用料：黑豆50g，糯米50g，冰糖适量。
2. 前期准备：将黑豆清水浸泡6小时，糯米略泡，淘洗干净。
3. 操作方法：将黑豆和糯米一起放入全自动豆浆机杯体中，加入适量清水，接通电源，按下"五谷豆浆"键，十几分钟后待豆浆制作完成将其过滤即可，可依照个人喜好加入适量冰糖。

米糊制作方法 *Production methods*

1. 食材用料：大米50g，糯米50g，冰糖适量。
2. 前期准备：将大米、糯米用清水浸泡2小时。
3. 操作方法：将泡好的糯米、大米一起放入豆浆机杯体内，往杯体内加入适量清水（以淹没食材一横指为准），启动豆浆机，十几分钟后即可，乘热调入少许冰糖。

食材营养素（每100g含量）

食物名称 ▼ 糯米	热量	蛋白质	脂肪	糖类	膳食纤维	维生素E	烟酸	钙	铁
	kJ	g	g	g	g	mg	mg	mg	mg
	1439.98	9.00	1.00	74.70	0.60	0.93	1.90	8.00	0.80

荞麦豆浆

荞麦：实肠胃，益气力。能炼五脏滓秽，续精
　　神。久食动风令人头眩。
性味归经： 性凉，味甘；归脾、胃、大肠经。
适用者： 一般人。

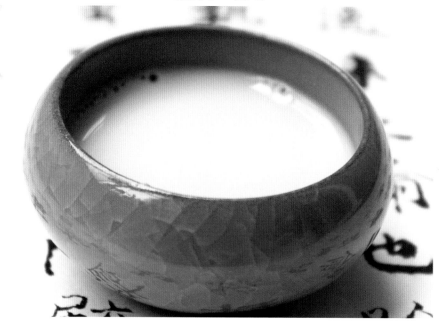

荞麦米糊

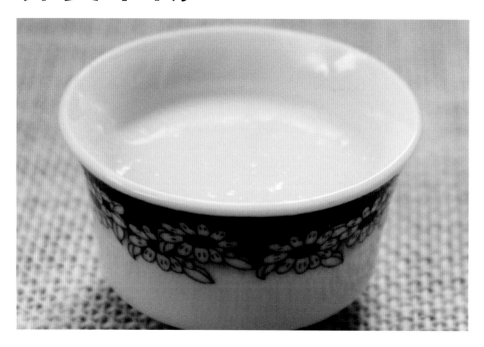

西医师推荐　荞麦被人们视为理想的保健食品，其脂肪、糖类含量均高于大麦，钙、磷、铁含量丰富，此外还有多种维生素，如B族维生素、烟酸等，具有较高的营养价值，对防治高血压、心脏病、糖尿病、癌症等疾病有一定效果。

中医师推荐　荞麦具有清除湿热、祛风止痛、清热解毒的功效，可用于辅助治疗头疼怕风、妇女白带异常、腹痛泄泻、痢疾，外用可清热解毒，辅助治疗疮疡及火、烫伤，还可有助于糖尿病初期患者控制血糖。另外，荞麦中所含的丰富的食物纤维是便秘的"克星"，经常食用能够帮助身体排出体内毒素，降低大肠癌的发生概率。

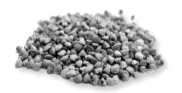

·荞麦

·冰糖

豆浆制作方法　*Production methods*

1. 食材用料：干黄豆50g，荞麦50g，冰糖适量。

2. 前期准备：将干黄豆预先用水浸泡约6小时。

3. 操作方法：将泡好的干黄豆和荞麦混合放入豆浆机中，加入适量清水，按下"五谷豆浆"键，耐心等待十几分钟就能做好荞麦豆浆，可依据各人喜好加入适量冰糖。

米糊制作方法　*Production methods*

1. 食材用料：大米50g，荞麦50g，冰糖适量。

2. 前期准备：将荞麦用清水浸泡约3小时，将大米用清水浸泡约2小时。

3. 操作方法：将泡好的荞麦、大米一起放入豆浆机杯体内，往杯体内加入适量清水（以淹没食材一横指为准），启动豆浆机，十几分钟后即可，乘热调入少许冰糖。

食材营养素（每100g含量）

食物名称▼荞麦	热量	蛋白质	脂肪	糖类	膳食纤维	烟酸	硫胺素E	钙	铁
	kJ	g	g	g	g	mg	mg	mg	mg
荞麦	1272.54	9.30	2.30	73.00	6.50	2.20	0.30	47.00	6.20

小麦豆浆

小麦：养肝气，去寒热，止烦渴，治咽燥，利
　　小便，止漏血唾血。
性味归经：性平，味甘；归心、脾、肾经。
适用者：一般人。

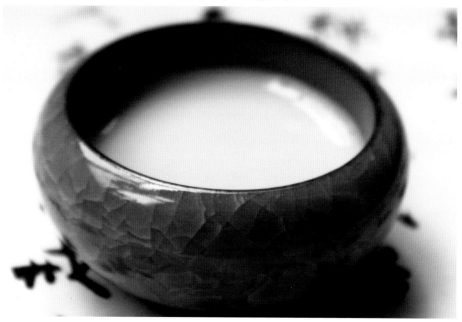

小麦米糊

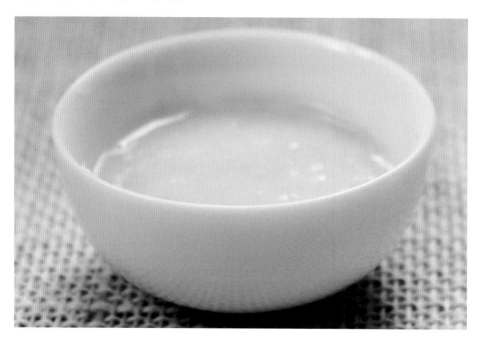

西医师推荐　小麦是北方常见的粮食作物，淀粉和脂肪的含量与大米相近，蛋白质含量高于大米，钙的含量是大米的10倍以上；还含有B族维生素和丰富的维生素E，此外还含有磷、铁、淀粉酶、麦芽糖酶、蛋白质分解酶等多种营养物质。

中医师推荐　小麦具有养心安神、除烦止渴、健脾止痢、益肾敛汗等功效，内服可以缓解脏腑燥热、心中烦热、潮热盗汗等更年期症状，外用能止血消肿、治疗痔疮出血、缓解烫伤症状。

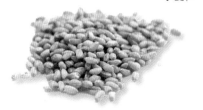

・小麦仁

・冰糖

豆浆制作方法　*Production methods*

1. 食材用料：干黄豆50g，小麦仁50g，冰糖适量。

2. 前期准备：将干黄豆、小麦仁洗净，用清水浸泡约6小时。

3. 操作方法：将干黄豆、小麦仁放入豆浆机中，加入适量清水，按下"五谷豆浆"键，耐心等待豆浆煮好即可。可依据个人喜好加入适量冰糖。

米糊制作方法　*Production methods*

1. 食材用料：大米50g，小麦50g，冰糖适量。

2. 前期准备：将小麦用清水浸泡3个小时，将大米用清水浸泡2个小时。

3. 操作方法：将泡好的小麦、大米一起放入豆浆机杯体内，往杯体内加入适量清水（以淹没食材一横指为准），启动豆浆机，十几分钟后即可，乘热调入少许冰糖。

食材营养素（每100g含量）

食物名称 ▼ 小麦	热量 kJ	蛋白质 g	脂肪 g	糖类 g	膳食纤维 g	锌 mg	维生素E mg	钙 mg	铁 mg
小麦	1326.96	11.90	1.30	75.20	10.80	2.33	1.82	34.00	5.10

燕麦豆浆

燕麦：充饥滑肠，舂去作面，蒸食及作饼食
　　皆可救荒。
性味归经：性温，味甘；归肾、脾、心经。
适用者：一般人。

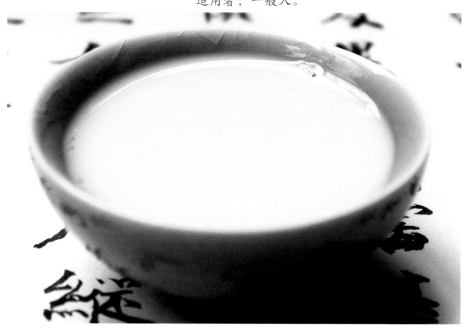

燕麦米糊

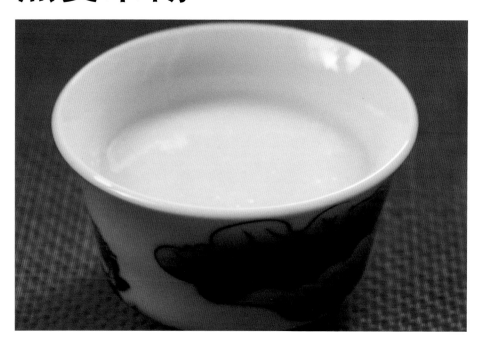

西医师推荐　燕麦，又名雀麦、野麦，是营养价值极高的"粗粮"，在美国《时代》周刊评出的十大健康食品中，燕麦名列第五。燕麦中淀粉含量与大麦相近，而所含的燕麦蛋白、燕麦肽、燕麦β葡聚糖、燕麦油等成分远高于大麦。

中医师推荐　燕麦具有益肝和脾、润肠通便、催产、止汗止血等作用，可以用于改善体虚自汗、盗汗的症状。燕麦还是很好的瘦身食物，长期食用燕麦片，有利于辅助治疗糖尿病和肥胖病。同时，燕麦除了有天然的保健功能外，还具有很高的美容价值，燕麦中的营养成分具有抗氧化、增加肌肤活性、延缓肌肤衰老、美白保湿、减少皱纹色斑、抗过敏等功效。燕麦有"家庭医生"、"植物黄金"、"天然美容师"等美誉。

・燕麦仁　　　　　　　　　　　　　　　　・冰糖

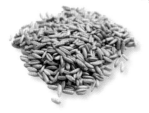

豆浆制作方法　*Production methods*

1. 食材用料：干黄豆50g，燕麦50g，冰糖适量。

2. 前期准备：将干黄豆预先用水浸泡约6小时。

3. 操作方法：将泡好的干黄豆和燕麦混合放入豆浆机中，加入适量清水，按下"五谷豆浆"键，十几分钟就能做好燕麦豆浆了，最后可依据各人喜好加入适量冰糖。

米糊制作方法　*Production methods*

1. 食材用料：大米50g，燕麦50g，冰糖适量。

2. 前期准备：将燕麦用清水浸泡约3小时，将大米用清水浸泡约2小时。

3. 操作方法：将泡好的燕麦、大米一起放入豆浆机杯体内，往杯体内加入适量清水（以淹没食材一横指为准），启动豆浆机，十几分钟后即可，乘热调入少许冰糖。

食材营养素（每100g含量）

食物名称 ▼ 燕麦	热量	蛋白质	脂肪	糖类	膳食纤维	烟酸	维生素E	钙	铁
	kJ	g	g	g	g	mg	mg	mg	mg
	1565.56	14.70	4.50	68.70	3.70	1.90	0.75	119.00	11.20

薏米豆浆

薏米：主治筋拘挛不可屈伸，久风湿痹下气，久服轻身益气。
性味归经：性凉，味甘、淡；归脾、胃、肺经。
适用者：一般人。

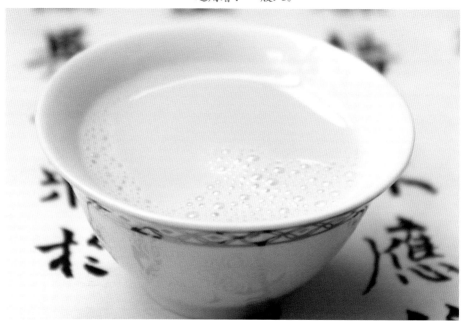

薏米米糊

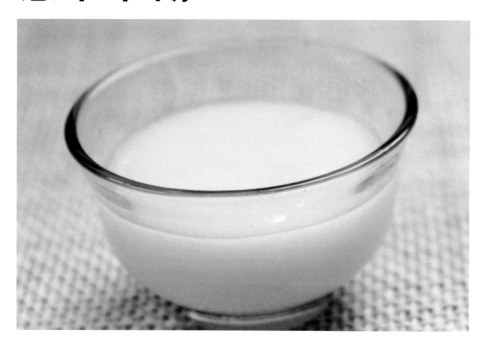

西医师推荐 薏米又名"薏苡仁"，既是常见的中药材也是普遍可见的日常食物。糖类的含量略低于大米，蛋白质、脂肪含量高于大米，含有少量的维生素B$_1$和薏苡脂、三萜化合物等营养成分。

中医师推荐 常食薏米有健脾去湿、利水消肿、舒筋除痹、清热排脓等功效，用于治疗脾胃虚弱、食欲不振、风湿痹痛、水肿、咳喘等疾病；薏米具有较强的抗癌功效，可以用于防治肿瘤，在南方地区有"薏米赛过灵芝草"之说。同时薏米还是女性最爱的美容食品，常食可以保持人体皮肤光泽细腻，对粉刺、雀斑、老年斑、妊娠斑、蝴蝶斑以及脱屑、痤疮、皲裂、皮肤粗糙等都有良好疗效。

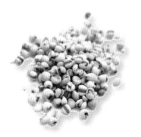
·薏米

·冰糖

豆浆制作方法 *Production methods*

1. 食材用料：干黄豆50g，薏米50g，冰糖适量。
2. 前期准备：将干黄豆、薏米洗净，用清水浸泡约6小时。
3. 操作方法：将干黄豆、薏米放入豆浆机中，加入适量清水，按下"五谷豆浆"键，十几分钟后豆浆煮好即可，可依照个人口味加入适量冰糖。

米糊制作方法 *Production methods*

1. 食材用料：大米50g，薏米50g，冰糖适量。
2. 前期准备：将薏米用清水浸泡约4小时，将大米用清水浸泡约2小时。
3. 操作方法：将泡好的薏米、大米一起放入豆浆机杯体内，往杯体内加入适量清水（以淹没食材一横指为准），启动豆浆机，十几分钟后即可，乘热调入少许冰糖。

食材营养素（每100g含量）

食物名称 ▼	热量	蛋白质	脂肪	糖类	膳食纤维	烟酸	维生素E	钙	铁
	kJ	g	g	g	g	mg	mg	mg	mg
薏米	1494.40	12.80	3.30	71.10	2.00	2.00	2.08	42.00	3.60

银耳豆浆

银耳：黄熟陈白者，主治久泄益气不饥。
性味归经：性平味甘；归肺、胃经。
适用者：一般人，糖尿病患者慎食。

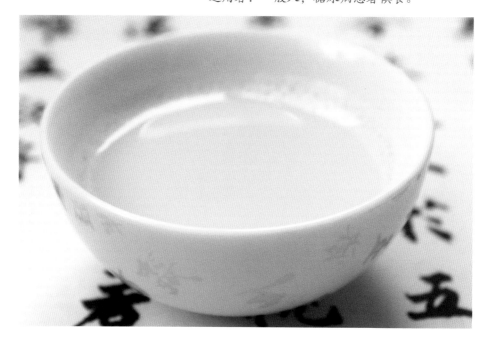

银耳米糊

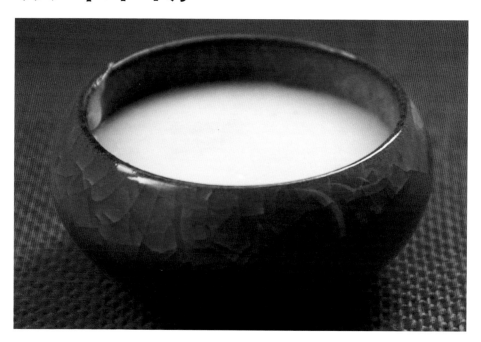

西医师推荐　银耳，又称"雪耳"，既是一种富有营养的食用菌，也是一味名贵的补益良药，是著名的延年益寿之品。银耳营养价值极高，含有丰富的蛋白质、糖类，也有一定量的脂肪和无机盐，尤其含有多种氨基酸、酐糖和胶质。

中医师推荐　银耳具有滋阴润肺、益胃生津、补脑强心等功效，对于虚劳咳嗽、虚热口渴等症状有特殊疗效。由于银耳含有天然植物性胶质，长期食用可以润肤，并有祛除脸部黄褐斑、雀斑的功效；它还含有一种酸性异多酚，能够增强人体免疫力，有扶正固本的作用。

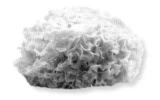

·银耳

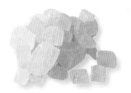

·冰糖

豆浆制作方法　*Production methods*

1. 食材用料：干黄豆50g，干银耳50g，冰糖适量。
2. 前期准备：将干黄豆提前浸泡6～8小时，将银耳用清水泡发。
3. 操作方法：将泡好的干黄豆和银耳放入豆浆机中，加入适量清水，按下"五谷豆浆"键，十几分钟后滋养的银耳豆浆就做好了，可以根据个人口味加入适量冰糖。

米糊制作方法　*Production methods*

1. 食材用料：大米50g，银耳50g，冰糖适量。
2. 前期准备：将银耳用清水浸泡约1小时，将大米用清水浸泡约2小时。
3. 操作方法：将泡好的银耳、大米一起放入豆浆机杯体内，往杯体内加入适量清水（以淹没食材一横指为准），启动豆浆机，十几分钟后即可，乘热调入少许冰糖。

食材营养素（每100g含量）

食物名称 ▼	热量	蛋白质	脂肪	糖类	膳食纤维	维生素E	烟酸	胡萝卜素	钙
	kJ	g	g	g	g	mg	mg	μg	mg
银耳	837.20	10.00	1.40	36.90	30.40	1.26	5.30	50.00	36.00

玉米豆浆

玉米：调中开胃，益肺宁心。
性味归经：性平，味甘；归大肠、胃经。
适用者：一般人。

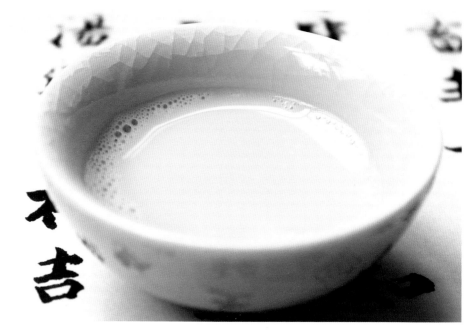

玉米米糊

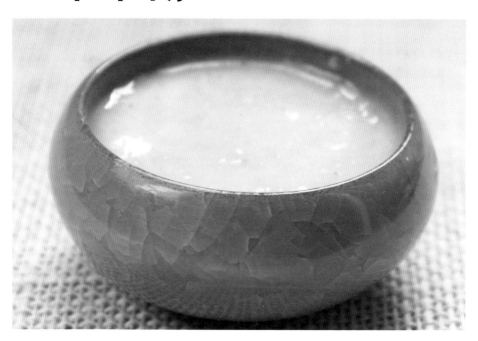

西医师推荐 玉米是北方地区常见的主食，其淀粉、蛋白质含量略低于稻米，脂肪含量却高于稻米，但缺乏一些必要的氨基酸，故不宜长期单独食用，应与大米、小麦等其他主食混合搭配食用。

中医师推荐 玉米具有健脾益胃、调和中焦的作用，食欲欠佳、胃部不适的人可以食用。研究表明，玉米有降低血糖和血脂、利尿、抑制癌细胞形成、防止血管硬化的功效，常吃玉米还能延缓衰老、美容养颜。

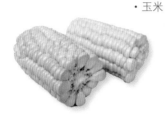

·玉米

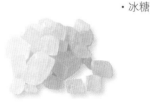

·冰糖

豆浆制作方法 *Production methods*

1. 食材用料：干黄豆50g，新鲜玉米粒50g，冰糖适量。
2. 前期准备：将干黄豆洗净浸泡一夜。
3. 操作方法：将干黄豆和玉米放入豆浆机中，加入适量清水，按下"五谷豆浆"键，十几分钟后等香喷喷的豆浆制作完成，可加入适量冰糖，味道更甘甜。

米糊制作方法 *Production methods*

1. 食材用料：大米50g，玉米50g，冰糖适量。
2. 前期准备：将玉米用清水浸泡约10小时，将大米用清水浸泡约2小时。
3. 操作方法：将泡好的玉米、大米一起放入豆浆机杯体内，往杯体内加入适量清水（以淹没食材一横指为准），启动豆浆机，十几分钟后即可，乘热调入少许冰糖。

食材营养素（每100g含量）

食物名称 ▼ 玉米	热量	蛋白质	脂肪	糖类	膳食纤维	维生素E	钙	铁
	kJ	g	g	g	g	mg	mg	mg
	443.72	4.00	1.20	22.80	2.90	3.89	14.00	2.40

原味豆浆

黄豆：主治胃中热，去身肿除痹消谷，止腹胀。
性味归经：性平，味甘；归脾、胃经。
适用者：一般人。

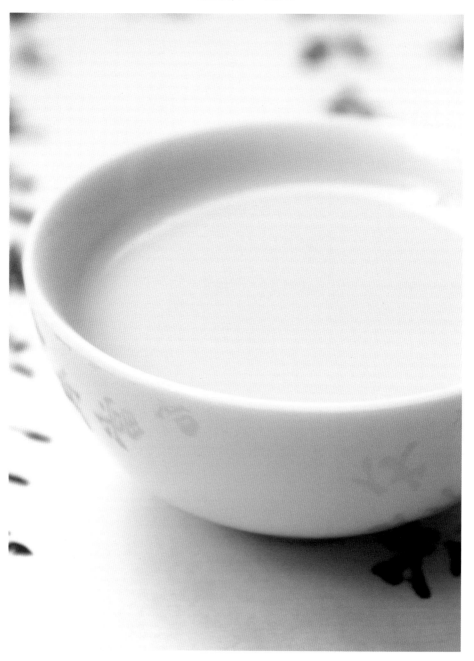

西医师推荐 黄豆是最常见的豆类食物，含有丰富的优质蛋白。其蛋白质的含量是大米的2~5倍，脂肪是大米的16倍。黄豆中含有多种人体必需的氨基酸，尤其是赖氨酸含量较多，恰好补充了谷类赖氨酸不足的缺陷，豆谷混食，营养更全面。

中医师推荐 黄豆营养价值可以与肉类蛋白质相媲美。豆浆具有健脾宽中、润燥利水、除湿解毒等功效，可以辅助治疗小儿疳积泻痢、腹胀、风湿痹痛。长期食用可以预防高血压、动脉硬化等病症。外用还可以消炎解毒，辅助治疗疮疡肿毒、外伤出血等。

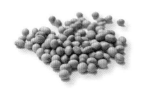
·黄豆

·冰糖

豆浆制作方法 *Production methods*

1. 食材用料：干黄豆50g，冰糖适量。

2. 前期准备：将干黄豆预先用水浸泡6~8小时。

3. 操作方法：将泡好的干黄豆放入豆浆机中，加入适量清水，启动豆浆机，十几分钟就能做好营养美味的豆浆，最后可依据各人喜好加入适量冰糖。

食材营养素（每100g含量）

食物名称 ▼	热量	蛋白质	脂肪	糖类	膳食纤维	烟酸	硫胺素E	钙	铁
	kJ	g	g	g	g	mg	mg	μg	mg
干黄豆	1502.78	35.00	16.00	18.70	15.50	2.10	0.41	191.00	8.20

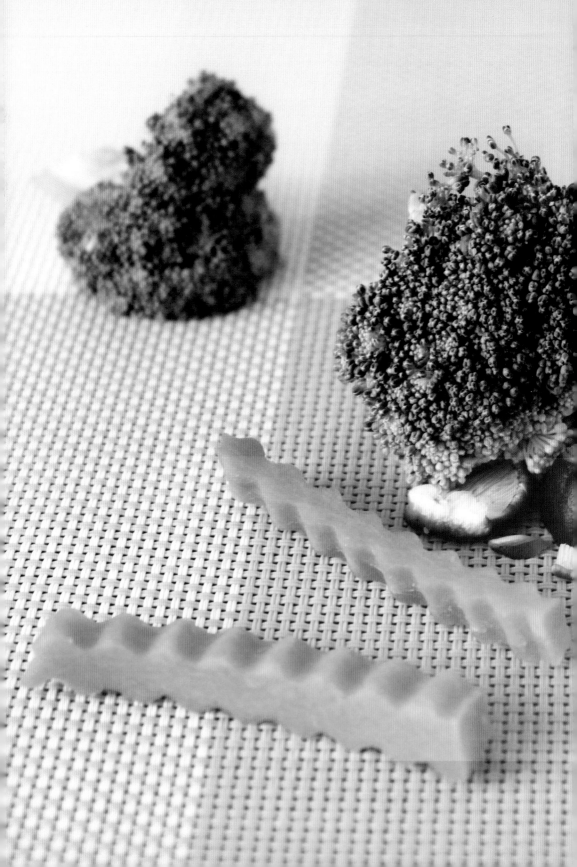

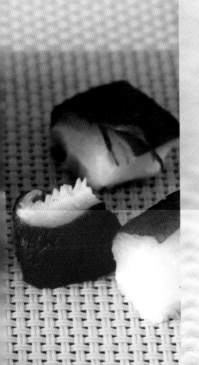

Part 3
养人蔬菜豆浆、蔬汁

白菜豆浆

白菜：甘平养胃。

性味归经：性微寒、味甘；归肺、胃、膀胱、
大肠经。

适用者：一般人。

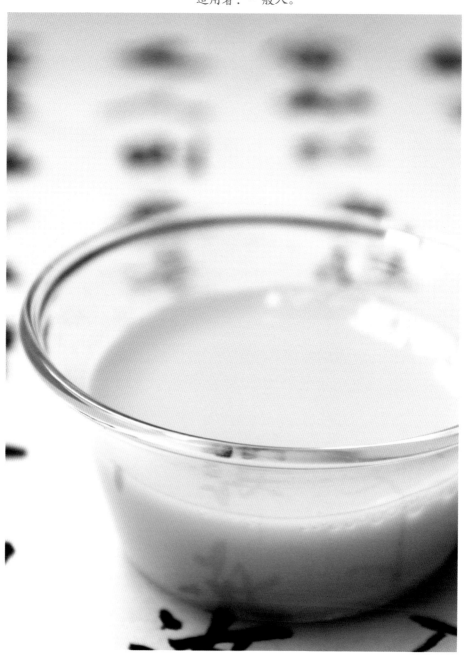

西医师推荐　白菜是我国北方地区冬季最常见的蔬菜，"冬日白菜美如笋"，由此可见白菜有其独特的营养价值。白菜的维生素含量和萝卜相似，钙、维生素B₂含量较高，同时含有大量纤维素，被誉为"第七营养素"，能够促进排便、预防肠癌。

中医师推荐　白菜具有养胃消食、清热解渴、利小便等功效，肺炎咳嗽、烦热便秘的人应多吃白菜。此外，白菜还具有美容养颜的作用。因为白菜中含有丰富的维生素C、维生素E，而且含水量很高，可以很好地为干燥的皮肤提供水分和营养，起到护肤养颜的效果。

·白菜　　　　　　　　　　　·冰糖

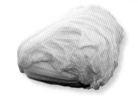
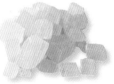

豆浆制作方法　*Production methods*

1. 食材用料：新鲜豆浆500mL，新鲜白菜100g，冰糖或食盐适量。

2. 前期准备：将白菜洗净，切片或切丝均可。

3. 操作方法：先将豆浆倒入锅中煮沸，再把洗净切好的白菜放入锅中一同煮熟，依据各人口味放入适量冰糖或食盐即可。

食材营养素（每100g含量）

食物名称 ▼ 白菜	热量	蛋白质	脂肪	糖类	膳食纤维	维生素A	烟酸	胡萝卜素	钙
	kJ	g	g	g	g	μg	mg	μg	mg
	71.16	1.50	0.10	3.20	0.80	20.00	0.80	250.00	69.00

53

白萝卜豆浆

白萝卜：生食升气，熟食降气，宽中
消食化痰，散瘀。
性味归经：性甘凉，味辛；归肺、
胃、大肠经。
适用者：一般人。

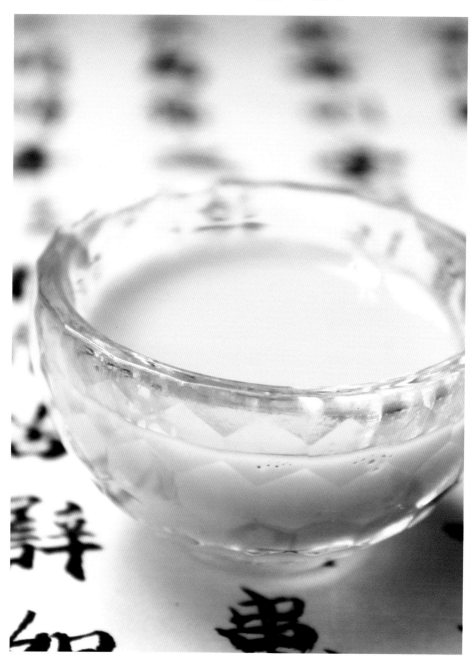

西医师推荐 白萝卜是萝卜的一种，又名"莱菔"。"冬吃萝卜夏吃姜"，意思是说冬天天气寒冷的时候多吃萝卜能够增强免疫力，有助于保持身体健康。白萝卜除含有蛋白质外，还含有葡萄糖、果糖和丰富的维生素、微量元素以及各种酶类。

中医师推荐 白萝卜具有通气行气、宽胸舒膈、健脾消食、止渴化痰、除燥生津、解毒散瘀等功效。萝卜中含有芥子油，能够刺激肠胃蠕动，促进消化，预防胆结石形成，并且具有特殊的解除腥味的能力。多吃萝卜还能促进脂肪代谢，是爱美女性的首选蔬菜之一。

·白萝卜　　　　　　　　　　　·冰糖

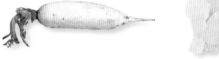

豆浆制作方法 *Production methods*

1. 食材用料：干黄豆50g，新鲜白萝卜100g，冰糖适量。

2. 前期准备：将干黄豆提前浸泡6～8小时；将白萝卜用清水反复洗净，用热水烫一下，不去皮，切碎，放入榨汁机中快速榨取白萝卜汁，用洁净纱布过滤，取出滤汁。

3. 操作方法：将泡好的干黄豆放入豆浆机中，加入准备好的白萝卜汁至上下水位之间，按下"五谷豆浆"键，十几分钟后白萝卜豆浆就做好了，可以根据个人口味加入适量冰糖。

食材营养素（每100g含量）

食物名称 ▼	热量	蛋白质	脂肪	糖类	膳食纤维	维生素C	烟酸	胡萝卜素	钙
	kJ	g	g	g	g	mg	mg	μg	mg
白萝卜	87.91	0.90	0.10	5.00	1.00	21.00	0.30	20.00	36.00

冬瓜豆浆

冬瓜：泻热益脾，利二便，消水肿，止消渴，散热毒痈肿，子补肝明目。
性味归经：味甘、淡，性微寒；归肝、肠、胃、膀胱经。
适用者：一般人。

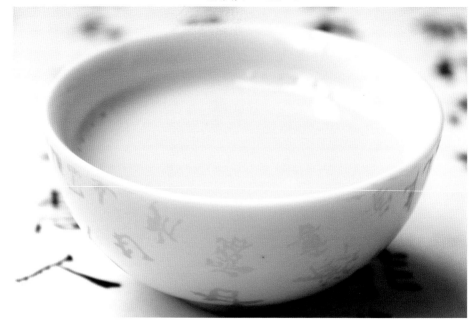

冬瓜蔬汁

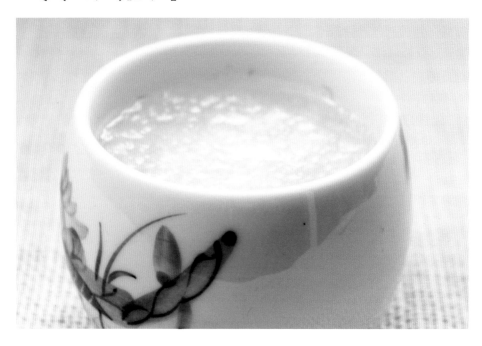

西医师推荐　冬瓜是夏季的常见蔬菜，含有蛋白质、糖类、纤维素、胡萝卜素、维生素以及钙、磷、铁等多种矿物质。冬瓜还是女性最爱的减肥佳品，因为冬瓜不但几乎不含脂肪，而且含有丙醇二酸，可以抑制糖类转化成脂肪。

中医师推荐　冬瓜具有润肺化痰、清热解毒、利尿消肿、解暑、排脓等功效。主治咳嗽咳喘、夏季中暑烦闷、饮酒过量、肢体水肿（尤其是下肢肿胀）。

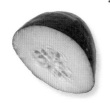

· 冬瓜

· 冰糖

豆浆制作方法　*Production methods*

1. 食材用料：干黄豆50g，冬瓜100g，冰糖适量。
2. 前期准备：将干黄豆预先用水浸泡6～8小时，将冬瓜洗净，不去皮，切成小块。
3. 操作方法：将准备好的冬瓜放入榨汁机中榨取冬瓜汁，将泡好的干黄豆放入豆浆机中，加入提前准备好的冬瓜汁和水，接通电源，按下"五谷豆浆"键，十几分钟后冬瓜豆浆就做好了。

蔬汁制作方法　*Production methods*

1. 食材用料：冬瓜100g，冰糖适量。
2. 前期准备：将冬瓜切块，煮熟，晾凉备用。
3. 操作方法：将冬瓜块放入榨汁机内，往杯体内加入适量纯净水或凉开水（以淹没食材一横指为准），启动榨汁机，十几分钟后即可，亦可调入少许冰糖。

食材营养素（每100g含量）

食物名称 ▼ 冬瓜	热量	蛋白质	脂肪	糖类	膳食纤维	维生素C	烟酸	胡萝卜素	钙
	kJ	g	g	g	g	mg	mg	μg	mg
	46.05	0.40	0.10	2.60	0.70	18.00	0.30	80.00	19.00

番茄豆浆

番茄：具生津止渴、健胃消食等功效。

性味归经：性凉、味甘酸；归肝、胃经。

适用者：一般人，急性胃肠炎以及消化性溃疡
活动期者不宜食用。

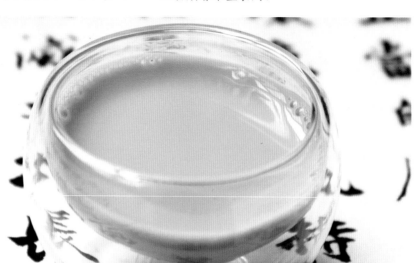

番茄蔬汁

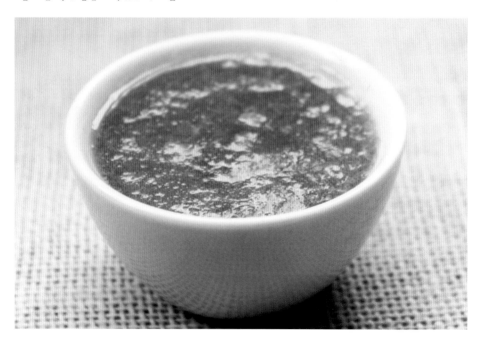

西医师推荐 番茄是正宗的"舶来品"，它颜色娇艳，口感酸甜多汁，生吃熟食均可。番茄含有多种维生素，其中维生素A、维生素C以及维生素B$_2$等含量较高，并含有多汁酶，此外还含有硼、锰、铜以及能够对抗衰老、抗癌的物质——谷胱甘肽。

中医师推荐 番茄具有生津止渴、健胃消食、清热解暑、补肾利尿等功效，最适宜夏季食用。番茄的营养功效越来越受到人们的重视，其独有的番茄红素具有超强的抗氧化能力，能够清除自由基，保护细胞，是让人们保持年轻的"法宝"。同时番茄含有丰富的维生素C和烟酸，能够促进红细胞的形成，保持血管弹性，还能利于皮肤保持白皙。因此对于高血压、动脉硬化和冠心病等患者，番茄应是餐桌上的"常客"。

·番茄

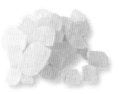
·冰糖

豆浆制作方法 *Production methods*

1. 食材用料：干黄豆50g，番茄100g，冰糖适量。

2. 前期准备：将干黄豆预先用水浸泡6～8小时，将番茄洗净。

3. 操作方法：将泡好的干黄豆和番茄放入豆浆机中，加入适量清水，接通电源，按"五谷豆浆"键，十几分钟后番茄豆浆就做好了，可依照个人口味加入适量冰糖。

蔬汁制作方法 *Production method*

1. 食材用料：大番茄1个，冰糖适量。

2. 前期准备：将番茄用清水洗干净，切块备用。

3. 操作方法：将番茄块放入榨汁机内，往杯体内加入适量纯净水或凉开水（以淹没食材一横指为准），启动榨汁机，十几分钟后即可，亦可调入少许冰糖。

食材营养素（每100g含量）

食物名称▼番茄	热量	蛋白质	脂肪	糖类	膳食纤维	维生素A	烟酸	胡萝卜素	钙
	kJ	g	g	g	g	μg	mg	μg	mg
番茄	79.53	0.90	0.20	4.00	0.50	92.00	0.60	550.00	10.00

甘薯豆浆

甘薯：补虚乏，益气力，健脾胃，强肾阴。
性味归经：性平、味甘；归脾、胃、大肠经。
适用者：一般人。

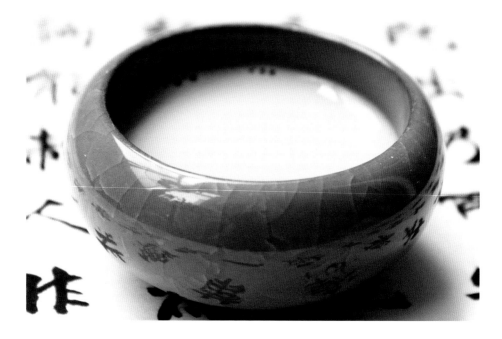

甘薯蔬汁

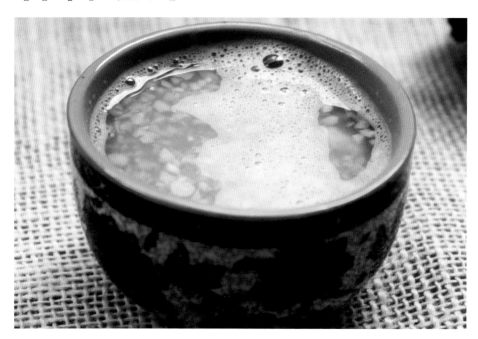

西医师推荐 甘薯，又名"红薯"、"地瓜"，是常见的"平民食物"，但由于其营养价值较高，甘薯含有大量的淀粉、维生素C、维生素A、B族维生素和各种盐类，还含有胶原和黏液多糖类物质，纤维素含量高达80%以上，可以促进排便。

中医师推荐 甘薯可以健脾益气、固肾强腰、促进排便，外用还能消除疮肿。适用于夜盲症患者、中老年夜尿频多和习惯性便秘等症。常食甘薯还能预防高血压、动脉硬化等代谢类疾病。由于甘薯能促进体内毒素顺利排出，清除体内自由基，因此可以起到防癌抗癌的功效。

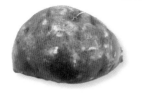
·甘薯

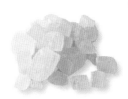
·冰糖

豆浆制作方法 *Production methods*

1. 食材用料：干黄豆50g，甘薯50g，冰糖适量。
2. 前期准备：将干黄豆预先用水浸泡6～8小时，将甘薯洗净，去皮，切成小块。
3. 操作方法：将泡好的干黄豆、切好的甘薯放入豆浆机中，加入适量清水，接通电源，按下"五谷豆浆"键，十几分钟后甘薯豆浆就做好了。可依照个人口味加入适量冰糖。

蔬汁制作方法 *Production methods*

1. 食材用料：甘薯100g，冰糖适量。
2. 前期准备：将甘薯切块，煮熟，晾凉备用。
3. 操作方法：将备用的甘薯块放入榨汁机内，往杯体内加入适量纯净水或凉开水（以淹没食材一横指为准），启动榨汁机，十几分钟后即可，亦可调入少许冰糖。

食材营养素（每100g含量）

食物名称 ▼ 甘薯	热量	蛋白质	脂肪	糖类	膳食纤维	维生素A	钾	胡萝卜素	钙
	kJ	g	g	g	g	μg	mg	μg	mg
	435.34	1.40	0.20	25.00	1.0	37.00	174.00	224.00	24.00

胡萝卜豆浆

胡萝卜：宽中下气，散胸胃滞气。
性味归经：性平（生者偏凉）、味甘；归肺、肝、脾经。
适用者：一般人。

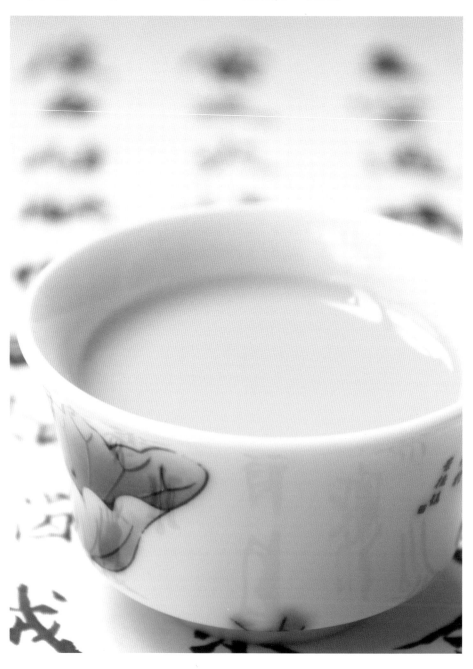

西医师推荐 胡萝卜是胡萝卜素的"代言人"，其以超高的胡萝卜素含量而著名。胡萝卜还含有多种维生素（10种以上），并含有多种糖类，如葡萄糖、果糖、蔗糖等，还含有淀粉果胶、蛋白质和钙、铁等矿物质。

中医师推荐 胡萝卜具有降低血压、强化心脏功能、抗炎、抗过敏作用，适用于消化不良、久泻久痢、痘疹等病症。胡萝卜含有的胡罗卜素能够转化为维生素A，具有补肝明目的作用，可辅助治疗夜盲症。胡萝卜虽然味道清甜，但具有降糖功效，而且还能改善冠状动脉血流量，对于心脑血管疾病的保健和预防尤为重要。

·胡萝卜

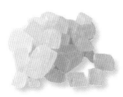
·冰糖

豆浆制作方法 *Production methods*

1. 食材用料：干黄豆50g，新鲜胡萝卜100g，冰糖适量。

2. 前期准备：将干黄豆提前浸泡6～8小时；将胡萝卜用清水反复洗净，用热水烫一下，不去皮，切碎，放入榨汁机中快速榨取胡萝卜汁，用洁净纱布过滤，取出滤汁。

3. 操作方法：将泡好的干黄豆放入豆浆机中，加入准备好的胡萝卜汁，按下"五谷豆浆"键，十几分钟后胡萝卜豆浆就做好了。可以根据个人口味加入适量冰糖。

食材营养素（每100g含量）

食物名称 ▼ 胡萝卜	热量	蛋白质	脂肪	糖类	膳食纤维	维生素C	烟酸	胡萝卜素	钙
	kJ	g	g	g	g	mg	mg	μg	mg
	104.65	1.00	0.20	8.10	3.20	13.00	0.60	4130.00	32.00

黄瓜豆浆

黄瓜：主治消渴、内痹、瘀血、月闭、寒热、
　　酸痛，益气，愈聋。
性味归经：性凉、味甘；入脾、胃、肺、膀
　　胱经。
适用者：一般人，脾胃虚寒者忌食。

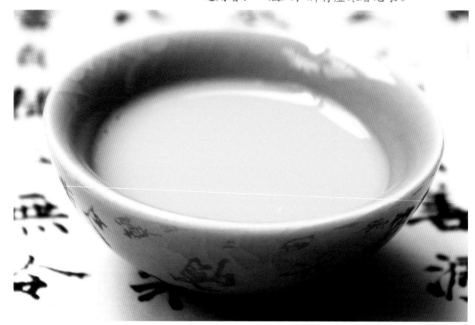

黄瓜蔬汁

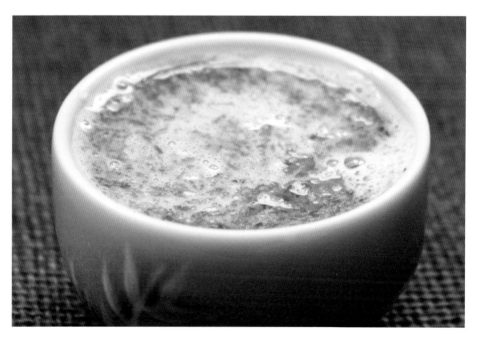

西医师推荐 黄瓜不但脆嫩清香，味道鲜美，而且营养丰富。黄瓜的含水量为96%～98%，蛋白质含量较少，但有精氨基酸等必需氨基酸，对肝脏有益。黄瓜含糖种类较多，脂肪含量低，所含细纤维素有助于肠道蠕动和降低胆固醇。

中医师推荐 黄瓜最初叫"胡瓜"，李时珍说："张骞使西域得种，故名胡瓜。"黄瓜具有清热利水、除湿、润肠和镇痛等功效，主治烦渴、咽喉肿痛、目赤、小便不利、痢疾和烧灼伤等症。此外，黄瓜还是有名的"美容蔬菜"，黄瓜中含有丰富的维生素E，可以起到抗衰老的作用，而且黄瓜中的黄瓜酶有促进机体代谢的作用，黄瓜汁外用还能起到润肤、除皱的功效。

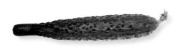

·黄瓜

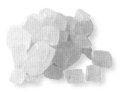

·冰糖

豆浆制作方法 *Production methods*

1. 食材用料：干黄豆50g，干大米20g，黄瓜100g，冰糖适量。
2. 前期准备：将干黄豆预先用水浸泡约6～8小时，将黄瓜、大米等淘洗干净，黄瓜去皮，切成小块。
3. 操作方法：将泡好的干黄豆、大米和切好的黄瓜放入豆浆机中，加入适量清水，接通电源，按"五谷豆浆"键，十几分钟后黄瓜豆浆就做好了。

蔬汁制作方法 *Production methods*

1. 食材用料：黄瓜1根，冰糖适量。
2. 前期准备：将黄瓜用清水洗干净，切块备用。
3. 操作方法：将黄瓜块放入榨汁机内，往杯体内加入适量纯净水或凉开水（以淹没食材一横指为准），启动榨汁机，十几分钟后即可，亦可调入少许冰糖。

食材营养素（每100g含量）

食物名称 ▼ 黄瓜	热量	蛋白质	脂肪	糖类	膳食纤维	维生素E	镁	胡萝卜素	钙
	kJ	g	g	g	g	mg	mg	μg	mg
	54.42	0.80	0.20	2.00	0.50	0.49	15.00	90.00	24.00

莲藕豆浆

莲藕：主补中养神，益气除疾，消热渴散血。
性味归经：生用性寒、熟用性温，味甘；归心、脾、胃经。
适用者：一般人，脾胃虚寒者少食。

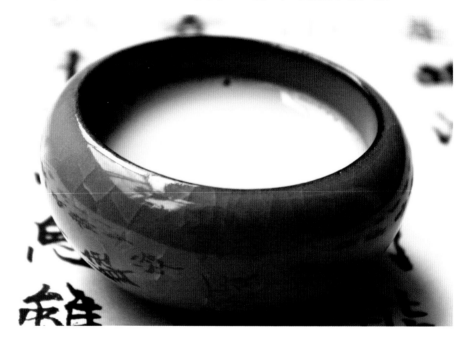

莲藕蔬汁

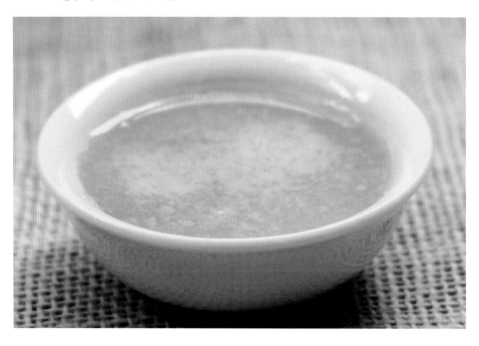

西医师推荐 莲藕口感清脆而微甜，生食熟食均可。莲藕富含糖、维生素C、钙、铁等营养元素，是很好的抗氧化、抗衰老的食品。莲藕还含有黏液蛋白、鞣质，具有健脾养胃、增进食欲、促进消化的功效。此外，莲藕还含有大量单宁酸，能够收缩血管，起到止血的作用。

中医师推荐 从食疗角度看，莲藕有解热散瘀、健脾开胃、止血生肌、醒酒止泻等功效，特别适于热病烦渴、久泻久痢、慢性出血的人。对于久病体虚之人，藕也是不错的食疗选择，常吃能够增强机体免疫力，达到"补中养神，益气力"的功效。

· 莲藕

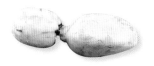

· 冰糖

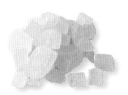

豆浆制作方法 *Production methods*

1. 食材用料：干黄豆50g，新鲜莲藕100g，冰糖适量。
2. 前期准备：将干黄豆提前浸泡6～8小时；莲藕用清水洗净，去皮，切块。
3. 操作方法：将泡好的干黄豆和切好的莲藕放入豆浆机中，加入适量清水，按下"五谷豆浆"键，十几分钟后清香四溢的莲藕豆浆就做好了，可以根据个人口味加入适量冰糖。

蔬汁制作方法 *Production methods*

1. 食材用料：莲藕100g，冰糖适量。
2. 前期准备：将莲藕切块，煮熟，晾凉备用。
3. 操作方法：将备用的莲藕块放入榨汁机内，往杯体内加入适量纯净水或凉开水（以淹没食材一横指为准），启动榨汁机，十几分钟后即可，亦可调入少许冰糖。

食材营养素（每100g含量）

食物名称 ▼ 莲藕	热量	蛋白质	脂肪	糖类	膳食纤维	维生素C	烟酸	胡萝卜素	钙
	kJ	g	g	g	g	mg	mg	μg	mg
	351.62	1.00	0.20	16.40	0.5	44.00	0.30	20.00	39.40

菱角豆浆

菱角：安中、消暑、止渴、解毒，多食伤人
脏腑损阳气。

性味归经：生者味甘、性凉，熟者味甘、性
平；归肠、胃经。

适用者：一般人。

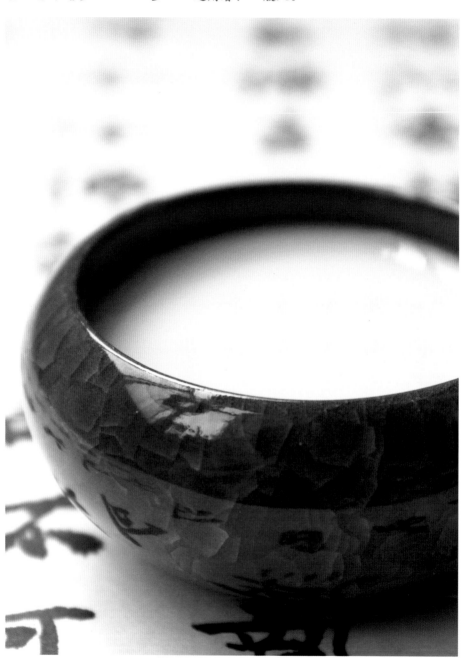

西医师推荐 菱角是水生植物，多产于我国南方地区，叶子形状为菱形，果实长有锐利的尖角，故名"菱角"。菱角富含淀粉、葡萄糖等，能够作为粮食食用，补充能量，菱角中还含有蛋白质、不饱和脂肪酸、多种维生素及钙、铁、磷等微量元素。现代研究证实，菱角具有一定的防癌抗癌作用，可预防食道癌、胃癌等消化系统癌症。

中医师推荐 菱角具有清热解暑、凉血止血的功效，适合暑热伤津、口渴心烦身热者，痔疮出血者，女性月经过多者。熟食可以健脾益气，生食能够解酒醒酒。

·菱角   ·冰糖

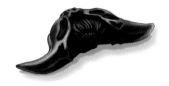 

豆浆制作方法 · *Production methods*

1. 食材用料：干黄豆50g，鲜菱角50g，冰糖适量。
2. 前期准备：将干黄豆洗净，于温水中提前浸泡6～8小时；菱角去壳备用。
3. 操作方法：将泡好的干黄豆和去壳的菱角仁放入豆浆机杯体中，加水至上下水位线间，接通电源，按下"五谷豆浆"键，十几分钟过后菱角豆浆就制作成功了，可依照个人喜好加入适量冰糖。

食材营养素（每100g含量）

食物名称 ▼ 菱角	热量	蛋白质	脂肪	糖类	膳食纤维	维生素C	胡萝卜素	烟酸	钙
	kJ	g	g	g	g	mg	μg	mg	mg
	410.23	0.10	4.50	21.40	1.70	13.00	10.00	1.50	7.00

芦笋豆浆

芦笋：凉心经，止吐衄血，抑火除烦，利大小
　　肠，通调脏腑。
性味归经：性寒、味甘；归肺、胃经。
适用者：一般人，痛风患者不宜多食。

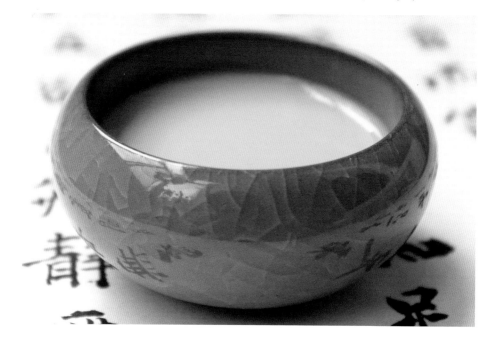

芦笋蔬汁

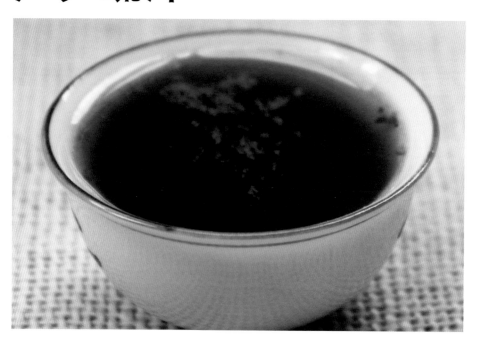

西医师推荐　芦笋是蔬菜中的"贵族"，以氨基酸和维生素含量丰富著称。芦笋中非蛋白含氮类物质以及灰分的含量较其他蔬菜高，叶酸、核酸的含量也高于其他蔬菜。芦笋还含有天门冬酰胺、甘露聚糖、芦丁等营养素，其中天门冬酰胺能有效增加免疫力，恢复细胞活力，对于肿瘤和心脑血管疾病有很好的预防作用。

中医师推荐　芦笋具有健脾益气、滋阴润燥、生津止渴、抗癌解毒等功效，主治食欲缺乏、急慢性肝炎、动脉硬化、神经损伤、湿疹、皮炎和尼古丁中毒等。因此，经常食用芦笋对于心脏病、高血压、脑梗死患者有很大的益处。吸烟人士也应该多食芦笋，促进尼古丁的分解排出。

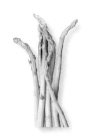

·芦笋　　　　　　　　　　　　·冰糖

豆浆制作方法　*Production methods*

1. 食材用料：干黄豆50g，芦笋100g，糖适量。
2. 前期准备：将干黄豆提前浸泡6～8小时；将芦笋洗净，切成一小段，放入热水锅中烫一下后沥干备用。
3. 操作方法：将泡好的干黄豆和切好的芦笋一同放入豆浆机中，加入适量清水，按下"五谷豆浆"键，十几分钟后芦笋豆浆就做好了。过滤之后可以根据个人口味加入适量冰糖。

蔬汁制作方法　*Production methods*

1. 食材用料：芦笋100g，冰糖适量。
2. 前期准备：将芦笋焯水，切段备用。
3. 操作方法：将芦笋段放入榨汁机内，往杯体内加入适量纯净水或凉开水（以淹没食材一横指为准），启动榨汁机，十几分钟后即可，亦可调入少许冰糖。

食材营养素（每100g含量）

食物名称 ▼ 芦笋	热量	蛋白质	脂肪	糖类	膳食纤维	维生素C	烟酸	胡萝卜素	钙
	kJ	g	g	g	g	mg	mg	μg	mg
	79.53	1.40	0.10	4.90	1.90	45.00	0.70	100.00	10.00

南瓜豆浆

南瓜：主补中益气。
性味归经：性温，味甘；归脾、胃经。
适用者：一般人。

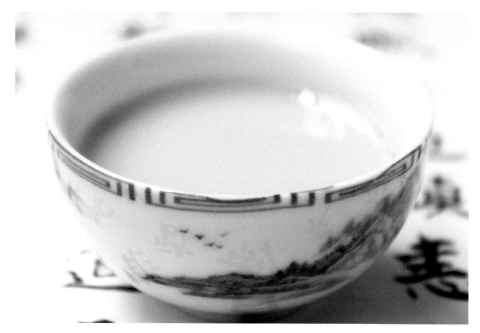

南瓜蔬汁

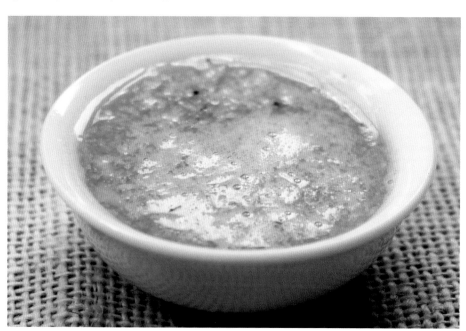

西医师推荐　南瓜是老百姓喜欢的蔬菜之一，在国外还是重大节日里餐桌上的一道大餐。南瓜不但味道甜美，而且含有蛋白质、糖类、脂肪、钙、纤维素、胡萝卜素等多种营养物质，其中胡萝卜素含量较高。另外，南瓜还含有丰富的钴，此类微量元素具有补气益血的作用。

中医师推荐　南瓜具有补中益气、消炎止痛、清热解毒等功效，很适合气虚乏力、脾胃虚弱的人进行食补。因为南瓜补中益气的作用可以很好地保护胃黏膜，免受食物的过度刺激，胃溃疡患者应该多食。同时南瓜还能促进消化液的分泌，促进胃肠蠕动，有助于食物消化。南瓜虽甜，却是"降糖高手"，能够营养胰岛细胞，从而降低血糖。

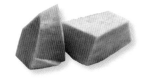
· 南瓜

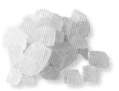
· 冰糖

豆浆制作方法　*Production methods*

1. 食材用料：干黄豆50g，南瓜100g，冰糖适量。
2. 前期准备：将干黄豆预先用水浸泡6～8小时；将南瓜洗净，去皮，切丁。
3. 操作方法：将泡好的干黄豆和南瓜丁放入豆浆机中，加入适量清水，接通电源，按下"五谷豆浆"键，十几分钟后美味香浓的南瓜豆浆就做好了。可依个人口味加入冰糖。

蔬汁制作方法　*Production methods*

1. 食材用料：南瓜100g，冰糖适量。
2. 前期准备：将南瓜切块，煮熟，晾凉备用。
3. 操作方法：将南瓜块放入榨汁机内，往杯体内加入适量纯净水或凉开水（以淹没食材一横指为准），启动榨汁机，十几分钟后即可，亦可调入少许冰糖。

食材营养素（每100g含量）

食物名称 ▼ 南瓜	热量	蛋白质	脂肪	糖类	膳食纤维	维生素A	烟酸	胡萝卜素	钙
	kJ	g	g	g	g	mg	mg	μg	mg
	92.09	0.70	0.10	5.30	0.80	148.00	0.40	890.00	16.00

荠菜豆浆

荠菜：利肝气和中，杀诸毒，其子明目，目痛泪出。

性味归经：性凉，味甘涩；归肝、肺、心、膀胱经。

适用者：一般人；孕妇忌服。

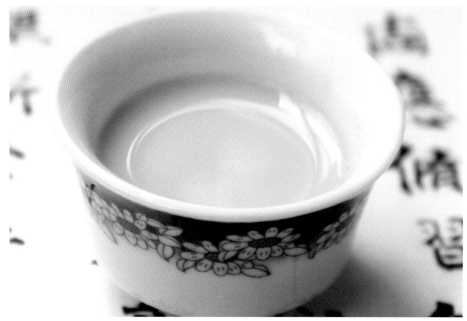

荠菜蔬汁

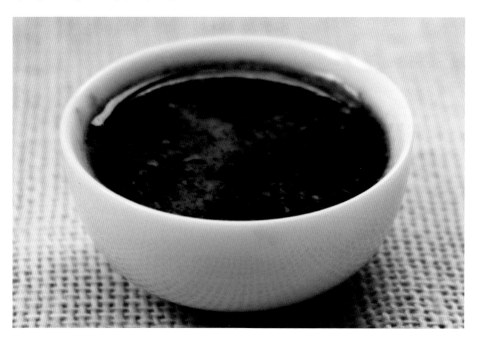

西医师推荐 荠菜是人们喜爱的一种野菜，南方地区还有在清明节前后吃荠菜的习俗。荠菜中蛋白质、维生素C、钙含量较高，其胡萝卜素含量也较高。荠菜含有其特有的荠菜酸，是天然的止血剂。荠菜还含有催产类物质，能够促进子宫收缩，故孕妇应小心食用。

中医师推荐 荠菜具有和脾清热、利水消肿、平肝、明目、止血等功效，主要治疗痢疾水肿、小便淋漓不尽、吐血、流鼻血、便血、月经量过多、目赤肿痛、视物昏花等症。

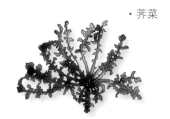
· 荠菜

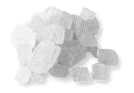
· 冰糖

豆浆制作方法 *Production methods*

1. 食材用料：绿豆50g，新鲜荠菜100g，冰糖适量。
2. 前期准备：将绿豆提前浸泡6～8个小时；将荠菜洗净，放入锅中，加适量水煮沸，直至水颜色变深，用滤网将荠菜水滤出。
3. 操作方法：先将泡好的绿豆放入豆浆机中，加入事先煮好的荠菜水，按下"五谷豆浆"键，十几分钟后清新美味的荠菜豆浆就做好了，可以根据个人口味加入适量冰糖。

蔬汁制作方法 *Production methods*

1. 食材用料：荠菜100g，冰糖适量。
2. 前期准备：将荠菜焯水，晾凉备用。
3. 操作方法：将备用的荠菜放入榨汁机内，往杯体内加入适量纯净或凉开水（以淹没食材一横指为准），启动榨汁机，十几分钟后即可，亦可调入少许冰糖。

食材营养素（每100g含量）

食物名称 ▼ 荠菜	热量	蛋白质	脂肪	糖类	膳食纤维	维生素C	烟酸	胡萝卜素	钙
	kJ	g	g	g	g	mg	mg	μg	mg
	113.02	5.20	0.40	6.00	1.70	5.00	1.80	290.00	89.00

山药豆浆

山药：补中益气，长肌肉，久服耳目聪明。
性味归经：性平，味甘；归肺、脾、肾经。
适用者：一般人。

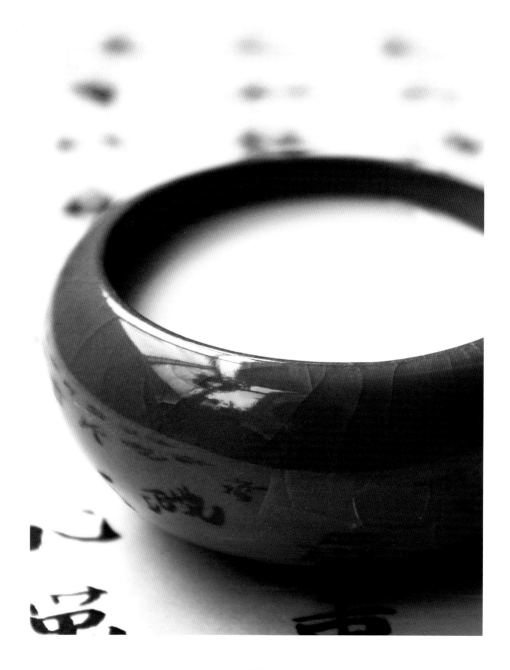

西医师推荐　山药以河南焦作市温县的"淮山药"最为出名，也叫"铁棍山药"。营养价值丰富，被视为物美价廉的食疗佳品，既可作为主食，又可作为可口菜肴，北方地区还常将其加工成糖葫芦之类的小吃。

中医师推荐　山药上能养肺，中能补脾，下能益肾，同时还能气阴双补，可谓"全能补品"。山药含有淀粉酶、多酚氧化酶等物质，能够帮助脾胃虚弱的患者消化吸收；其含有的皂苷、黏液蛋白等既能益气养阴、滋阴润肺，治疗肺阴亏虚咳嗽病症，还能降低血糖，也是糖尿病患者的食疗佳品。

·山药　　　　　　　　　　　　·冰糖

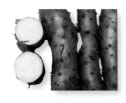 

豆浆制作方法　*Production methods*

1. 食材用料：干黄豆50g，山药100g，冰糖适量。
2. 前期准备：将干黄豆提前浸泡6~8小时；山药用清水浸泡2~3小时，去皮，切块。
3. 操作方法：将泡好的干黄豆和切好的山药放入豆浆机中，加入适量清水，接通电源，按下"五谷豆浆"键，十几分钟后山药豆浆就做好了，可以根据个人口味加入适量冰糖。

食材营养素（每100g含量）

食物名称 ▼ 山药	热量 kJ	蛋白质 g	脂肪 g	糖类 g	膳食纤维 g	维生素C mg	烟酸 mg	胡萝卜素 μg	钙 mg
	234.42	1.90	0.20	12.40	0.80	5.00	0.30	20.00	16.00

芋头豆浆

芋头：破宿血，去死肌。
性味归经：性平，味甘、辛；归肠、胃经。
适用者：一般人，过敏体质者慎食。

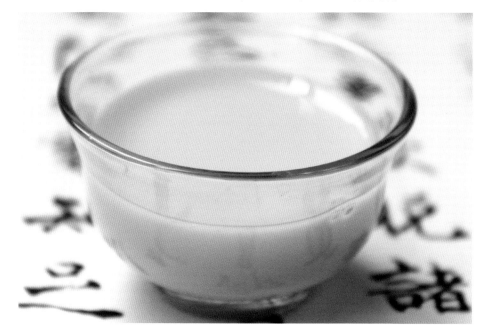

芋头蔬汁

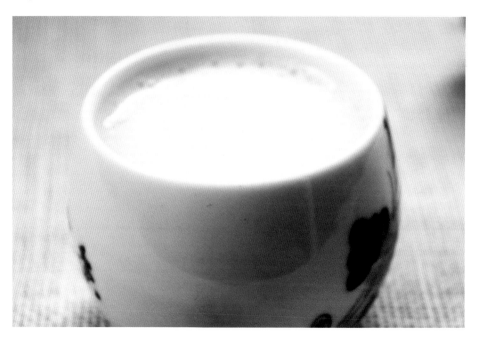

西医师推荐 由于各地方言不同，很多人会把芋头和马铃薯混为一谈。这里说的芋头是指天南星科植物多年生草本芋的地下块茎，又称为"毛芋"、"芋艿"，其口感细软，香糯绵甜。芋头含有大量淀粉，少量蛋白质和脂肪，并含有钙、磷、铁和抗坏血酸等。

中医师推荐 芋头具有消疬散结、添精益髓、补中益气、清热化痰止咳等功效，主治肿块、瘰疬、便秘、梅核气、慢性咽炎等症。芋头特别适合肿瘤患者食用，一方面芋头易于消化，适用于放化疗后脾胃虚弱的患者；另一方面芋头本身含有较高的营养成分，能够很好地为肿瘤患者补充能量。

· 芋头
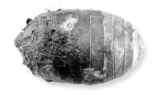

· 冰糖

豆浆制作方法 *Production methods*

1. 食材用料：干黄豆50g，新鲜芋头100g，冰糖适量。
2. 前期准备：将干黄豆提前浸泡6～8小时；将芋头洗净，去皮，切丁。
3. 操作方法：将泡好的干黄豆和切好的芋头一同放入豆浆机中，加入适量清水，接通电源，按下"五谷豆浆"键，十几分钟后香浓软糯的芋头豆浆就做好了，可以根据个人口味加入适量冰糖。

蔬汁制作方法 *Production methods*

1. 食材用料：芋头100g，冰糖适量。
2. 前期准备：将芋头切块，煮熟，晾凉备用。
3. 操作方法：将芋头块放入榨汁机内，往杯体内加入适量纯净水或凉开水（以淹没食材一横指为准），启动榨汁机，十几分钟后即可，亦可调入少许冰糖。

食材营养素（每100g含量）

食物名称 ▼	热量	蛋白质	脂肪	糖类	膳食纤维	维生素A	烟酸	胡萝卜素	钙
	kJ	g	g	g	g	μg	mg	μg	mg
芋头	330.69	2.20	0.20	18.10	1.00	27.00	0.70	160.00	36.00

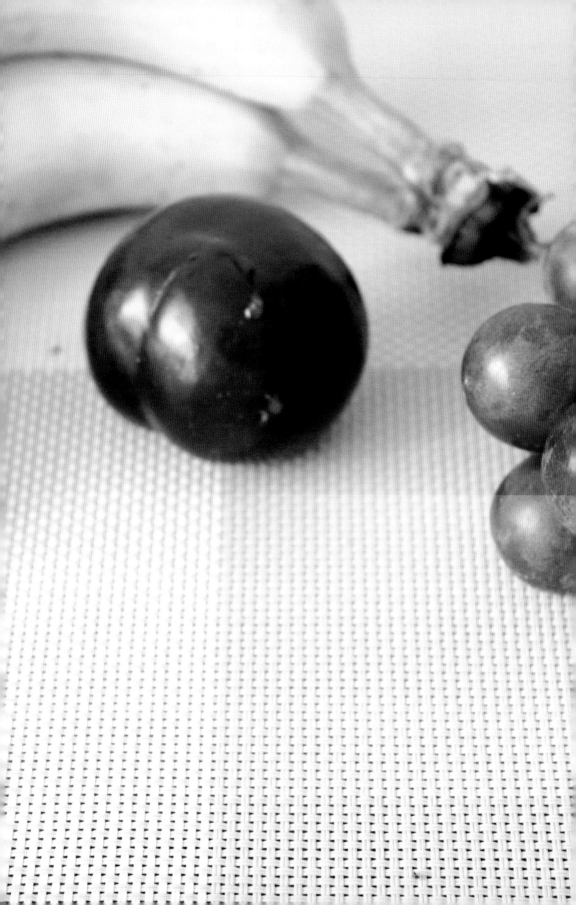

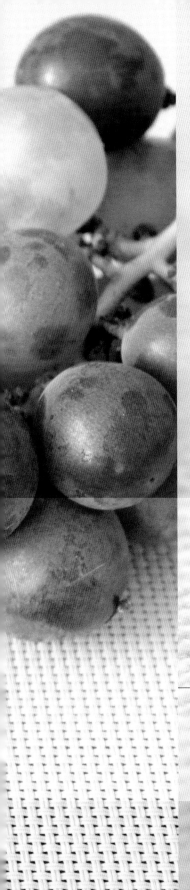

Part 4
美味水果豆浆、果汁

菠萝豆浆

菠萝：具有解暑除烦，生津止渴，健胃消食等
　　功效。
性味归经：性平味甘、微涩；归胃、肾、肠经。
适用者：一般人，严重胃溃疡、肾病患者忌食。

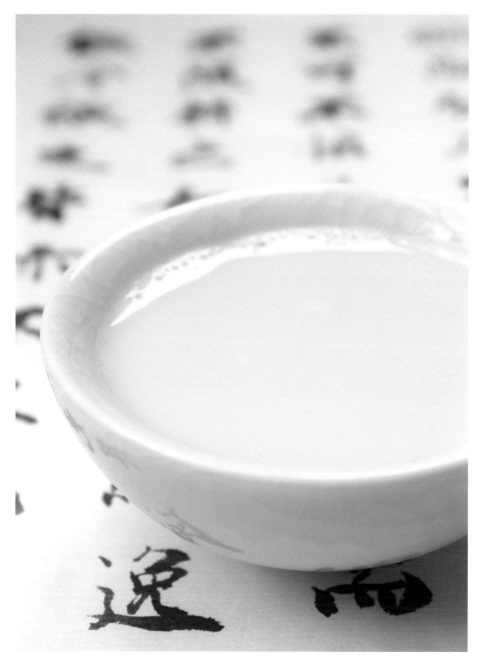

西医师推荐　菠萝原产自遥远的巴西，也叫"凤梨"，是热带和亚热带的著名水果，味甜汁多，具有特殊的诱人香味，无人不爱。菠萝含有丰富的果糖、葡萄糖、柠檬酸、各种维生素及钙、磷、铁、钾等物质，其特有的菠萝脘酶以及与胃液相似的酵素，可以促进蛋白质的分解。

中医师推荐　菠萝具有生津和胃、补益脾胃、消肿除湿的功效。由于菠萝脘酶能够分解蛋白质，一方面食用菠萝能够促进消化，尤其是蛋白质类食物的消化；另一方面菠萝脘酶被人体吸收后进入血液循环，能够溶解阻塞于组织中的纤维蛋白和血凝块，改善局部的血液循环，消除炎症和水肿，故骨折和外伤的患者可以多吃菠萝，以帮助缓解症状。

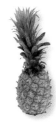
· 菠萝

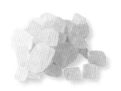
· 冰糖

豆浆制作方法　*Production methods*

1. 食材用料：干黄豆50g，新鲜菠萝1个。

2. 前期准备：将干黄豆洗净，在温水中提前浸泡6～8小时；将新鲜菠萝去皮，切块。

3. 操作方法：将泡好的干黄豆和准备好的菠萝块放入豆浆机杯体中，加入适量清水，接通电源，按下"五谷豆浆"键，十几分钟过后弥漫着菠萝香甜的菠萝豆浆就制作成功了。

食材营养素（每100g含量）

食物名称 ▼ 菠萝	热量	蛋白质	脂肪	糖类	膳食纤维	维生素C	胡萝卜素	烟酸	钙
	kJ	g	g	g	g	mg	μg	mg	mg
	171.63	0.50	0.10	9.50	1.30	18.00	200.00	0.20	12.00

草莓豆浆

草莓：有调肺生津，健脾和胃，补益气血，凉血解毒功效。

性味归经：性平，味甘酸；归肺、脾经。

适用者：一般人，咽喉肿痛者慎食。

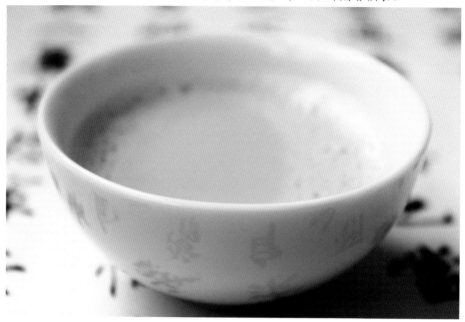

草莓果汁

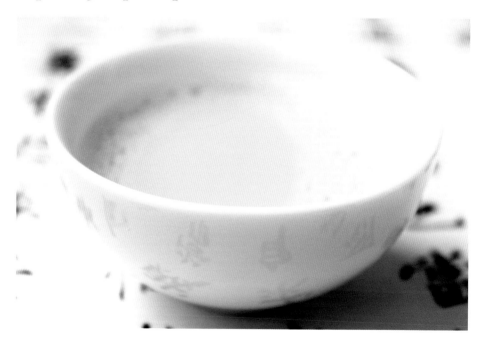

西医师推荐　草莓色泽鲜明红嫩，外形呈心形，果肉多汁，酸甜可口，香味浓郁，是色、香、味俱佳的"果中皇后"。草莓含有蛋白质、果糖、蔗糖、葡萄糖、胡萝卜素、膳食纤维、各种维生素等，其中维生素C的含量比西瓜、苹果高很多倍。

中医师推荐　草莓具有润肺生津、补血益气、凉血解毒的功效，能够改善肺燥伤津、气血不足、赤白下痢、尿血、月经失调等症状。草莓中鞣酸含量很丰富，食入之后在体内能够吸附和阻止致癌化学物质的吸收，具有防癌、抗癌的作用；但是鞣酸有收敛作用，会加重便秘，排便困难的人要慎食。

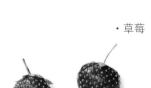

· 草莓

· 冰糖

豆浆制作方法　*Production methods*

1. 食材用料：干黄豆50g，新鲜草莓100g。
2. 前期准备：将干黄豆洗净，在温水中提前浸泡6～8小时；将新鲜草莓洗净。
3. 操作方法：将泡好的干黄豆和准备好的草莓放入豆浆机杯体中，加入适量清水，接通电源，按下"五谷豆浆"键，十几分钟过后扑鼻香的草莓豆浆就制作成功了。

果汁制作方法　*Production methods*

1. 食材用料：草莓10个，冰糖适量。
2. 前期准备：将草莓用淡盐水洗干净，备用。
3. 操作方法：将草莓放入榨汁机内，往杯体内加入适量纯净水或凉开水（以淹没食材一横指为准），启动榨汁机，十几分钟后即可，亦可调入少许冰糖。

食材营养素（每100g含量）

食物名称 ▼	热量	蛋白质	脂肪	糖类	膳食纤维	维生素C	胡萝卜素	烟酸	钙
	kJ	g	g	g	g	mg	μg	mg	mg
草莓	125.58	1.00	0.20	7.10	1.10	47.00	30.0	0.30	18.00

甘蔗豆浆

甘蔗：主下气，和中，补脾气，益大肠。
性味归经：性寒，味甘；归肺、胃、肝经。
适用者：一般人，糖尿病患者忌食。

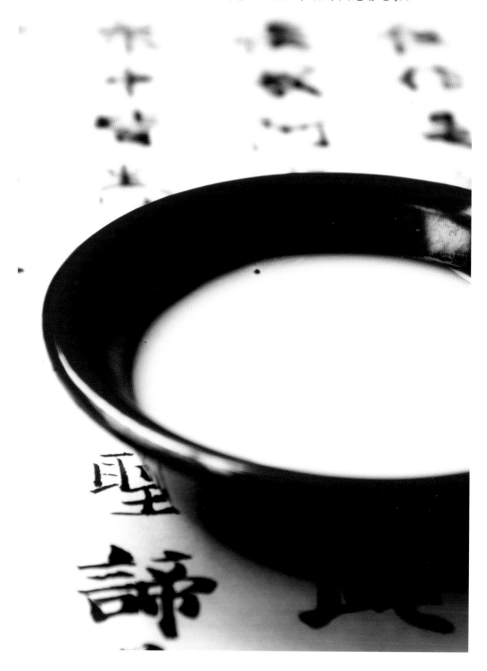

西医师推荐 甘蔗是我国主要的糖类作物，日常使用的蔗糖就是从甘蔗中提炼出来的。甘蔗主要含有蔗糖、多种氨基酸、维生素、无机盐以及延胡索酸等有机酸。

中医师推荐 甘蔗具有清热生津、润燥降气的功效，主治肺、肾、胃燥热，可滋养肺胃津液，降胃气。秋冬季节食用甘蔗能够缓解换季的干燥，改善秋冬咽干口渴的症状。

·甘蔗
·冰糖

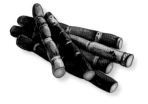

豆浆制作方法 *Production methods*

1. 食材用料：干黄豆50g，鲜榨甘蔗汁500mL。
2. 前期准备：将干黄豆洗净，在温水中提前浸泡6～8小时。
3. 操作方法：将泡好的干黄豆放入豆浆机杯体中，加甘蔗汁，接通电源，按下"五谷豆浆"键，十几分钟后甜甜的甘蔗豆浆就制作成功了，可根据个人喜好加入适量冰糖。

食材营养素（每100g含量）

食物名称 ▼ 甘蔗	热量	蛋白质	脂肪	糖类	膳食纤维	维生素A	胡萝卜素	烟酸	钙
	kJ	g	g	g	g	mg	μg	mg	mg
	267.90	0.40	0.10	16.00	0.60	2.00	10.00	0.20	14.00

梨豆浆

梨：多食令人寒中，金创者或乳妇尤不可食。
性味归经：性凉，味甘、微酸；归肺、胃经。
适用者：一般人，脾胃虚寒、糖尿病患者忌服。

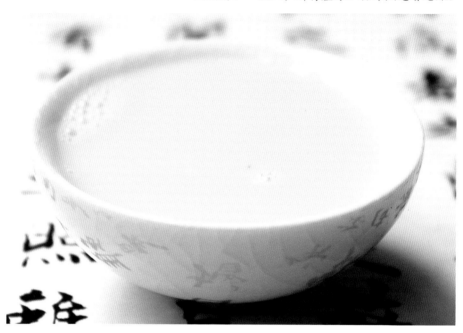

梨果汁

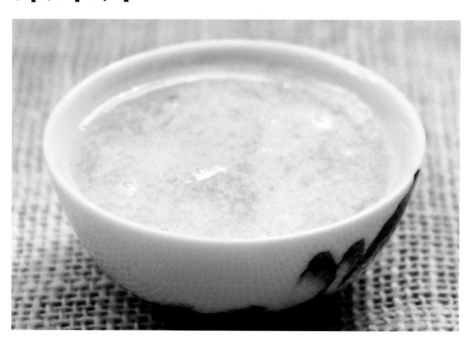

西医师推荐 梨是很常见的"平民水果"，含有果糖、葡萄糖、苹果酸、果酸等糖类物质，还含有蛋白质、脂肪、矿物质和维生素等营养成分。由于其营养成分丰富，被称为"百果之宗"。

中医师推荐 梨在日常生活中经常扮演食疗角色，人们秋天喝的秋梨膏就是最佳代表。梨具有生津止渴、止咳化痰、清热降火、养血生肌、润肺解酒等功效。特别适合发热病人的伤津烦渴、燥热咳嗽、便秘等症状。秋冬季节多喝梨汁能够润肺化痰止渴，是很好的秋季水果。

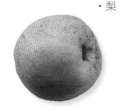

·梨

·冰糖

豆浆制作方法 *Production methods*

1. 食材用料：干黄豆50g，新鲜梨1个。

2. 前期准备：将干黄豆洗净，在温水中提前浸泡6～8小时；新鲜梨去皮去核，切块备用。

3. 操作方法：将泡好的干黄豆和准备好的梨块放入豆浆机杯体中，加入适量清水，接通电源，按下"五谷豆浆"键，十几分钟过后梨汁豆浆就制作成功了。

果汁制作方法 *Production methods*

1. 食材用料：梨1个，冰糖适量。

2. 前期准备：将梨用清水洗干净，削皮切块备用。

3. 操作方法：将梨块放入榨汁机内，往杯体内加入适量纯净水或凉开水（以淹没食材一横指为准），启动榨汁机，十几分钟后即可，亦可调入少许冰糖。

食材营养素（每100g含量）

食物名称 ▼	热量	蛋白质	脂肪	糖类	膳食纤维	维生素C	烟酸	胡萝卜素	钙
	kJ	g	g	g	g	mg	mg	μg	mg
梨	184.18	0.40	0.20	10.00	3.10	4.00	0.20	10.00	4.00

荔枝豆浆

荔枝：止渴生津，益人颜色。

性味归经：味甘、微酸，性微温；归胃、肝、脾经。

适用者：一般人，阴虚火旺者慎食。

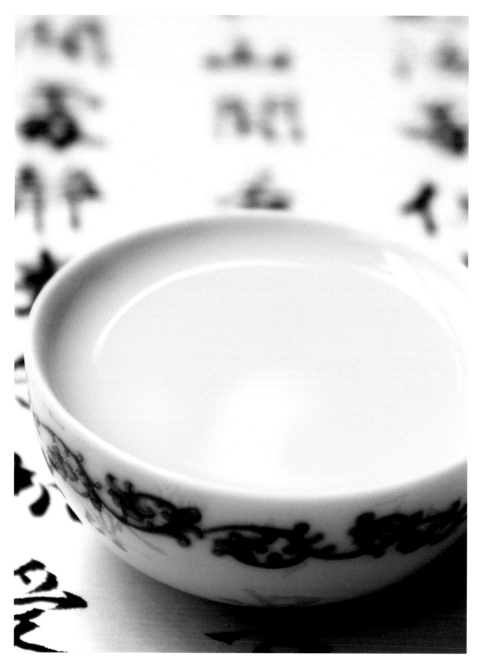

西医师推荐　荔枝可谓水果中的"风流果"，"一骑红尘妃子笑，无人知是荔枝来"、"日啖荔枝三百颗，不辞长作岭南人"，不少文人墨客都为荔枝留下了绝美佳笔。因为荔枝不但外观鲜艳，果肉洁白诱人，与火红的果壳形成鲜明对比，而且口感鲜嫩多汁，深受人们喜爱。荔枝含有较多的葡萄糖、蔗糖、脂肪及维生素和果酸等营养成分，具有较高的营养价值。

中医师推荐　荔枝具有生津和胃、补气养血、消壅和胃等功效，可以用于缓解胃燥津液不足、病后身体虚弱、疔疮瘰疬、外伤出血、神经衰弱、失眠等症状。不过由于荔枝含糖量较高，糖尿病患者应小心慎食，不可多食而导致血糖升高。

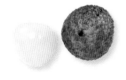

·荔枝

·冰糖

豆浆制作方法　*Production methods*

1. 食材用料：干黄豆50g，新鲜荔枝100g。
2. 前期准备：将干黄豆洗净，在温水中提前浸泡6～8小时；荔枝去壳、去核备用。
3. 操作方法：将泡好的干黄豆和准备好的荔枝放入豆浆机杯体中，加入适量清水，接通电源，十几分钟过后荔枝豆浆就制作成功了，可根据个人喜好加入适量冰糖。

食材营养素（每100g含量）

食物名称 ▼	热量	蛋白质	脂肪	糖类	膳食纤维	维生素C	烟酸	镁	钙
	kJ	g	g	g	g	mg	mg	mg	mg
荔枝	293.02	0.90	0.20	16.60	0.50	41.00	1.10	12.00	2.00

芒果豆浆

芒果：食之止渴，主治妇人经脉不通，丈夫营卫中血脉不行。

性味归经：性凉，味甘酸；归胃经。

适用者：一般人，糖尿病患者、严重皮肤病患者忌食。

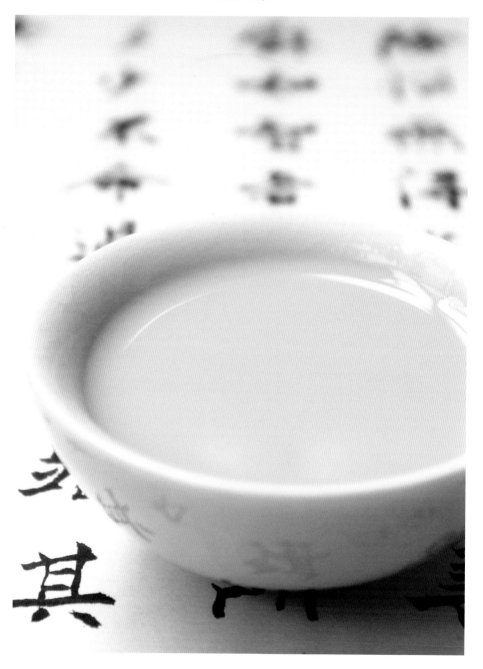

西医师推荐　芒果原产于热带，是集热带水果精华于一身的"热带水果之王"。芒果含有糖、蛋白质、粗纤维、灰分，也含有硫胺素、核黄酸、叶酸、钙、磷、铁等，胡萝卜素及维生素A的含量极高，还含有独特成分芒果酮酸、异芒果醇酸、芒果苷等营养素。

中医师推荐　芒果具有益胃生津、止渴止呕、利尿、祛痰止咳、抗癌等功效。芒果特有的芒果苷对于咳嗽痰多气喘等症状具有辅助疗效，芒果含有的芒果酮酸，异芒果醇酸是很好的抗癌物质，芒果还能增加胃肠蠕动、促进排便，因此多食芒果对于防治结肠癌大有裨益。

・芒果　　　　　　　　　　　・冰糖

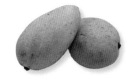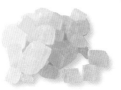

豆浆制作方法　*Production methods*

1. 食材用料：干黄豆50g，新鲜芒果100g。

2. 前期准备：将干黄豆洗净，在温水中提前浸泡6～8小时；将新鲜芒果去皮，削块备用。

3. 操作方法：将泡好的干黄豆和准备好的芒果块放入豆浆机杯体中，加入适量清水，接通电源，按下"五谷豆浆"键，十几分钟过后芒果豆浆就制作成功了，可依照个人喜好加入适量冰糖。

食材营养素（每100g含量）

食物名称 ▼ 芒果	热量	蛋白质	脂肪	糖类	膳食纤维	维生素A	胡萝卜素	烟酸	钙
	kJ	g	g	g	g	mg	μg	mg	mg
	133.95	0.60	0.20	8.30	1.30	150.00	897.0	0.30	0.20

猕猴桃豆浆

猕猴桃：止暴渴，解烦热，压丹石，
　　下石淋，调中下气。
性味归经：性寒，味甘、酸；归胃、
　　膀胱经。
适用者：一般人，脾胃虚寒者少食。

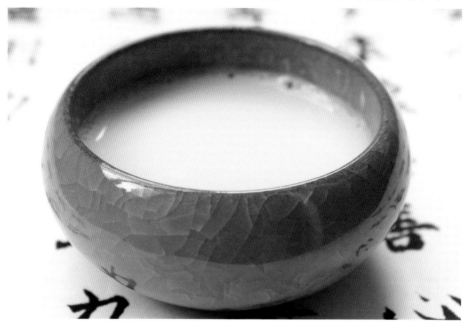

猕猴桃果汁

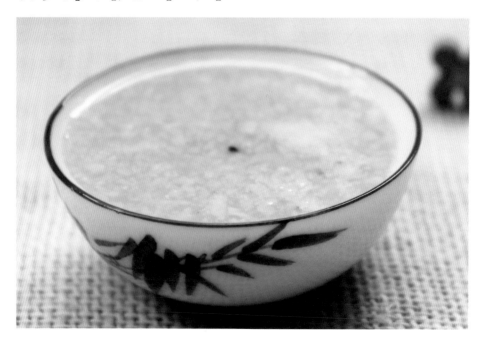

西医师推荐　猕猴桃因为最初是猕猴喜爱的水果，故称作"猕猴桃"。猕猴桃含有较多的糖分，也含有一定量的蛋白质、钠、钾、磷、钙、铁、镁，还含有多种维生素和胡萝卜素，其中最引人注目的就是维生素C的含量高，被誉为"维C之王"。

中医师推荐　猕猴桃具有清热止渴、通淋利尿、健脾止泻等功效，能够改善烦热口渴、小便淋漓不尽、泄泻等症状。最新的研究表明，猕猴桃还是"忘忧果"，能够辅助大脑活动，赶走抑郁情绪。

· 猕猴桃　· 冰糖

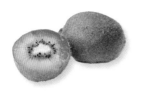

豆浆制作方法　*Production methods*

1. 食材用料：干黄豆50g，猕猴桃100g，冰糖适量。
2. 前期准备：将干黄豆洗净，在温水中提前浸泡6～8小时；将猕猴桃去皮，切成小块。
3. 操作方法：将泡好的干黄豆与猕猴桃块一起放入豆浆机杯体中，加入适量清水，接通电源，十几分钟后酸酸甜甜的猕猴桃豆浆就制作好了，可以根据个人喜好放入适量冰糖。

果汁制作方法　*Production methods*

1. 食材用料：猕猴桃1个，冰糖适量。
2. 前期准备：将猕猴桃用清水洗干净，削皮切块备用。
3. 操作方法：将猕猴桃块放入榨汁机内，往杯体内加入适量纯净水或凉开水（以淹没食材一横指为准），启动榨汁机，十几分钟后即可，亦可调入少许冰糖。

食材营养素（每100g含量）

食物名称▼	热量	蛋白质	脂肪	糖类	膳食纤维	维生素C	烟酸	胡萝卜素	钙
	kJ	g	g	g	g	mg	mg	μg	mg
猕猴桃	234.42	0.80	0.60	14.50	2.60	62.00	0.30	130.00	27.00

95

柠檬豆浆

柠檬：洁肤美容果。
性味归经：性微寒，味极酸；归肝、胃、肺经。
适用者：一般人，胃溃疡、胃酸过多者慎食。

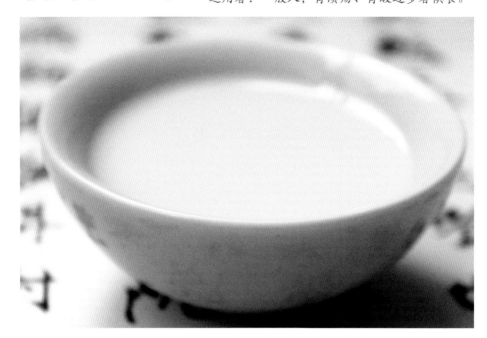

柠檬果汁

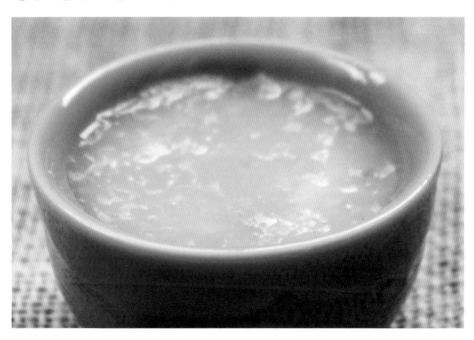

西医师推荐 提到柠檬，很多人会立刻联想到一个字"酸"，但是柠檬清新的香气却又让很多人喜爱不已。柠檬的确含有很多"酸"：柠檬酸、苹果酸、奎宁酸、鞣酸、烟酸等，而且还含有各种维生素，是个完美的维生素仓库。

中医师推荐 柠檬具有生津止渴、利尿消肿、安胎的作用，不但可以缓解炎炎夏季暑热烦渴的症状，还是孕妇的好"搭档"。女性朋友在怀孕期间嗜食酸味，柠檬是最合适的水果，它不但能帮助女性缓解妊娠呕吐症状，而且还具有保胎、安胎的功效。

·柠檬

·冰糖

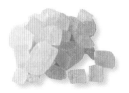

豆浆制作方法 *Production methods*

1. 食材用料：干黄豆50g，柠檬半个，冰糖适量。
2. 前期准备：将干黄豆洗净，在温水中提前浸泡6～8小时。
3. 操作方法：将泡好的干黄豆放入豆浆机杯体中，加入适量清水，接通电源，按下"五谷豆浆"键，十几分钟过后滴入柠檬汁，清新的柠檬豆浆就制作成功了，可以根据个人喜好放入适量冰糖。

果汁制作方法 *Production methods*

1. 食材用料：柠檬1个，冰糖适量。
2. 前期准备：将柠檬用淡盐水洗干净，削皮切块备用。
3. 操作方法：将柠檬块放入榨汁机内，往杯体内加入适量纯净水或凉开水（以淹没食材一横指为准），启动榨汁机，十几分钟后即可，亦可调入少许冰糖。

食材营养素（每100g含量）

食物名称 ▼ 柠檬	热量	蛋白质	脂肪	糖类	膳食纤维	维生素C	烟酸	磷	钙
	kJ	g	g	g	g	mg	mg	mg	mg
	146.51	1.10	1.20	6.20	1.30	22.00	0.60	22.00	101.00

葡萄豆浆

葡萄：久食轻身不老延年。
性味归经：性平，味甘、酸；归肺、脾、肾经。
适用者：一般人，糖尿病患者不宜多食。

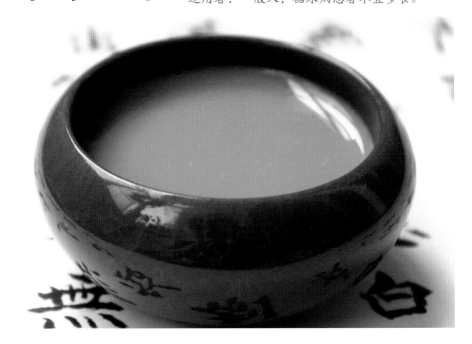

葡萄果汁

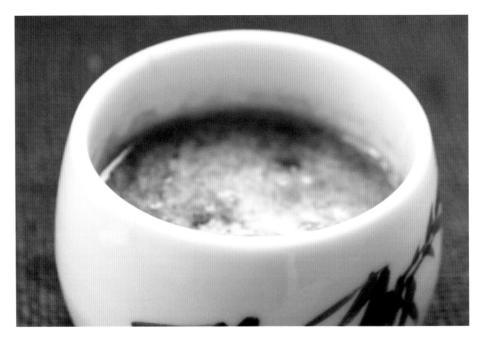

西医师推荐　葡萄是公认的美味水果，紫色的果实圆润如珠，甚是诱人。葡萄含有大量的维生素C和丰富的葡萄糖、果糖，还含有钙、铁、磷以及蛋白质、脂肪和多种维生素。

中医师推荐　葡萄具有滋阴生津、补益气血、强筋健骨等功效。由于葡萄的主要糖分是葡萄糖，极易被人体吸收利用，故食用葡萄或者葡萄汁能够缓解低血糖症状。现代研究表明，适当饮用葡萄酒有益于心脑血管，这其中主要原因在于葡萄是"食物中的阿司匹林"，其含有的维生素PP能够预防血栓形成，从而为心脑血管保驾护航。葡萄籽中含有的花青素还能够保护眼睛、抵抗衰老、美容养颜。

·葡萄

·冰糖

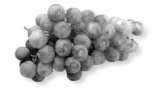

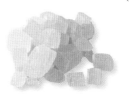

豆浆制作方法 *Production methods*

1. 食材用料：干黄豆50g，糯米50g，新鲜葡萄100g。
2. 前期准备：将干黄豆、糯米洗净，在温水中提前浸泡6～8小时；将新鲜的葡萄洗净，无须去皮。
3. 操作方法：将泡好的干黄豆、糯米和准备好的葡萄放入豆浆机杯体中，加入适量清水，接通电源，按下"五谷豆浆"键，十几分钟过后充满诱惑的葡萄豆浆就制作成功了。

果汁制作方法 *Production methods*

1. 食材用料：葡萄100g，冰糖适量。
2. 前期准备：将葡萄用淡盐水洗干净,剪掉蒂，备用。
3. 操作方法：将葡萄放入榨汁机内，往杯体内加入适量纯净水或凉开水（以淹没食材一横指为准），启动榨汁机，十几分钟后即可，亦可调入少许冰糖。

食材营养素（每100g含量）

食物名称 ▼	热量	蛋白质	脂肪	糖类	膳食纤维	维生素C	胡萝卜素	烟酸	钙
	kJ	g	g	g	g	mg	μg	mg	mg
葡萄	180.00	0.50	0.20	9.90	0.40	25.00	50.0	0.20	5.00

石榴豆浆

石榴：止咽燥渴，多食则损人肺。

性味归经：性平，味甘、微酸、涩；归胃、大肠经。

适用者：一般人，糖尿病患者忌食。

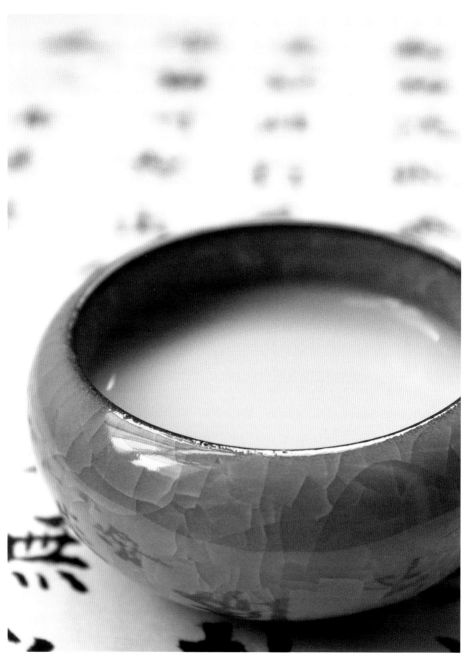

西医师推荐 石榴果实饱满多汁，色彩鲜艳，是初秋时节深受人们喜爱的一种水果。石榴含有较高的糖分、多种维生素和矿物质，并且含有少量雌二醇等女性激素。

中医师推荐 人们常说"拜倒在石榴裙下"，现实中，多食石榴的确能够让女性魅力大增，因为石榴含有的雌激素等营养成分，能够帮助女性保持青春，消除女性更年期障碍。石榴还具有生津止渴、收涩止泻等功效，口干咽燥、久泻久痢的人多食石榴可以缓解症状。

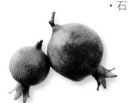

·石榴

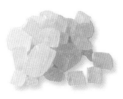

·冰糖

豆浆制作方法 *Production methods*

1. 食材用料：干黄豆50g，新鲜石榴子100g，冰糖适量。

2. 前期准备：将干黄豆洗净，在温水中提前浸泡6～8小时。

3. 操作方法：将泡好的干黄豆和准备好的石榴子放入豆浆机杯体中，加入适量清水，接通电源，按下"五谷豆浆"键，十几分钟过后石榴豆浆就制作成功了，可以根据个人喜好加入适量冰糖。

食材营养素（每100g含量）

食物名称▼	热量	蛋白质	脂肪	糖类	膳食纤维	维生素C	维生素E	镁	钙
	kJ	g	g	g	g	mg	mg	mg	mg
石榴	263.72	1.40	0.20	18.70	4.80	9.00	4.91	16.00	9.00

柿子豆浆

柿子：主通鼻耳气。

性味归经：性寒，味甘涩；归心、肺、大肠经。

适用者：一般人，糖尿病患者、脾胃虚弱者慎食。

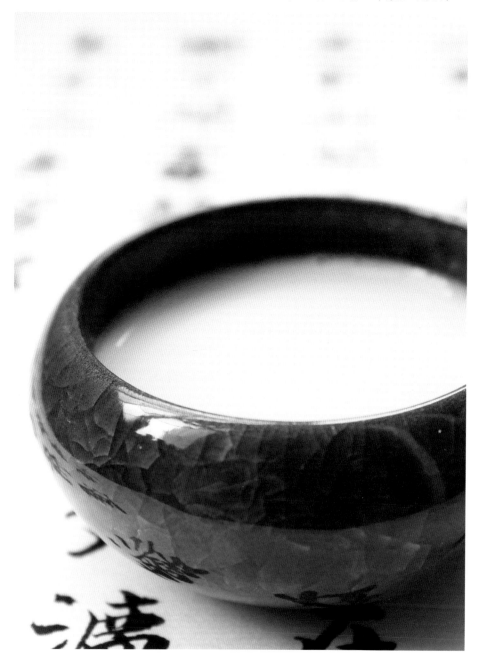

西医师推荐 柿子是人们比较喜爱的水果，外观看上去非常"喜庆"。人们还将其加工成柿饼，风味别具一格。在我国北方，人们有在冬天吃"冻柿子"的习惯，冰冻后柿子口感爽滑、味道香甜。柿子含有大量糖类、果酸、单宁酸和多种维生素、矿物质，其中维生素C和碘的含量较高。加工成柿饼后表面含有一层白白的"柿霜"，柿霜含有甘露醇，具有通便的作用。

中医师推荐 柿子具有润肺止咳、清热生津、化痰软坚散结等功效，人们常常将其用来辅助治疗各种顽固性咳嗽、肺热伤津、咽喉干燥等症。此外，柿子含碘较高，能够补充人体碘的含量，还能够辅助治疗缺碘引起的甲状腺功能亢进。

·柿子

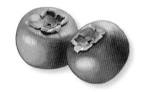

豆浆制作方法 *Production methods*

1. 食材用料：绿豆50g，糯米50g，新鲜柿子50g。
2. 前期准备：将绿豆、糯米洗净，在温水中提前浸泡6~8小时；将新鲜柿子去皮、去核。
3. 操作方法：将泡好的绿豆、糯米和准备好的柿子放入豆浆机杯体中，加入适量清水，接通电源，按下"五谷豆浆"键，十几分钟过后柿子豆浆就制作成功了。

食材营养素（每100g含量）

食物 名称 ▼ 柿子	热量	蛋白质	脂肪	糖类	膳食 纤维	维生 素C	胡萝 卜素	烟酸	钙
	kJ	g	g	g	g	mg	mg	mg	mg
	297.21	0.40	0.10	17.10	1.40	30.00	120.0	0.30	9.00

西瓜豆浆

西瓜：解热除烦，利便，醒酒，止渴清热。
性味归经：性寒，味甘；归心、胃、膀胱经。
适用者：一般人。

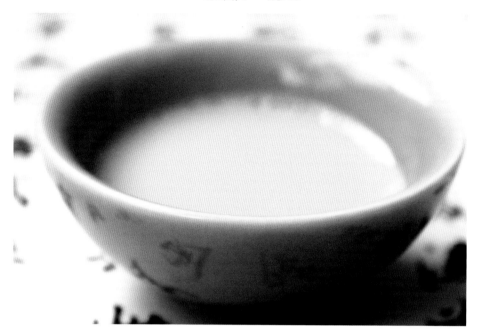

西瓜果汁

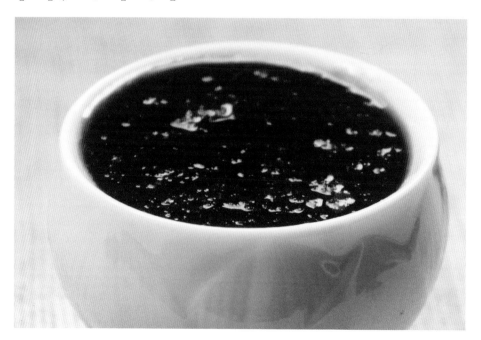

西医师推荐　西瓜是盛夏时节的特有瓜果，有"瓜中之王"的美称，不但个头大，而且味甘多汁，营养价值也相当丰富。西瓜中含有蛋白质、瓜氨酸、丙氨酸、糖类、无机盐、粗纤维等，还含有丁醛、乙醛等挥发性成分，西瓜不含脂肪和胆固醇，是非常健康的"绿色水果"。

中医师推荐　西瓜汁在中医里有"天然白虎汤"的称号，因为西瓜具有很好的清热消暑、利湿、生津止渴、润肠等功效，适用于夏季中暑、暑热而导致的咽喉疼痛、口舌生疮、牙痛、咳嗽、便秘等症状。

・西瓜

・冰糖

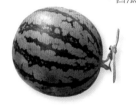
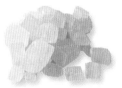

豆浆制作方法　*Production methods*

1. 食材用料：干黄豆50g，西瓜200g，冰糖适量。
2. 前期准备：将干黄豆洗净，在温水中提前浸泡6～8小时；将西瓜去皮去籽，切成小块。
3. 操作方法：将泡好的干黄豆与西瓜块一起放入豆浆机杯体中，加入适量清水，接通电源，按下"五谷豆浆"键，十几分钟后沁人心脾的西瓜豆浆就制作好了，可以根据个人喜好放入适量冰糖。

果汁制作方法　*Production methods*

1. 食材用料：西瓜100g，冰糖适量。
2. 前期准备：将西瓜切块备用。
3. 操作方法：将西瓜块放入榨汁机内，往杯体内加入适量纯净水或凉开水（以淹没食材一横指为准），启动榨汁机，十几分钟后即可，亦可调入少许冰糖。

食材营养素（每100g含量）

食物 名称 ▼ 西瓜	热量	蛋白质	脂肪	糖类	膳食纤维	维生素A	烟酸	胡萝卜素	钙
	kJ	g	g	g	g	μg	mg	μg	mg
	104.65	0.60	0.10	5.80	0.30	75.00	0.20	450.00	8.00

香蕉豆浆

香蕉：具有清热、润肠、润肺、解毒等功效。
性味归经：性寒，味甘；归肺、胃、大肠经。
适用者：一般人，肾功能不全者忌食。

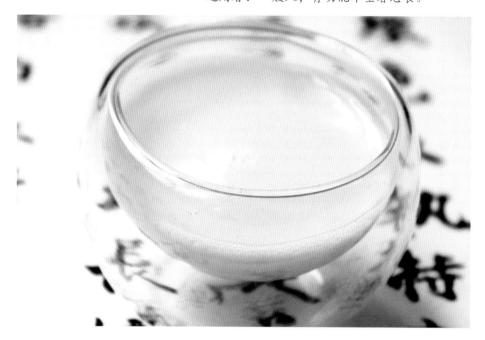

香蕉果汁

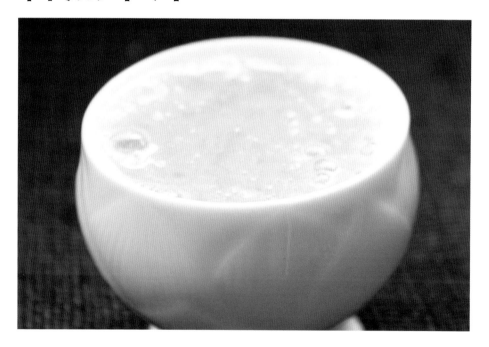

西医师推荐　香蕉是产于热带的水果，足球运动员在上场之前一般会吃个香蕉来补充能量。因为香蕉不但含有较高的糖分，能够给运动员们补充能量，而且还独特地含有5—羟色胺去钾肾上腺素和其他血管紧张素转化酶抑制物质，这些物质能够控制血压，缓解焦虑紧张、犹豫不决等负面情绪，因此香蕉也被称为"快乐水果"。

中医师推荐　香蕉具有清热凉血、止渴生津、润肠通便、醒酒解毒等功效，适用于温病烦渴、燥热难捱、痔疮出血等症。香蕉具有特殊的物质，能够避免胃肠道受到胃酸的刺激，对于消化道溃疡有很好的辅助治疗作用。

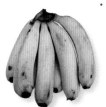

· 香蕉

· 冰糖

豆浆制作方法　*Production methods*

1. 食材用料：干黄豆50g，新鲜香蕉100g，冰糖适量。

2. 前期准备：将干黄豆洗净，在温水中提前浸泡6～8小时；新鲜香蕉去皮，切段备用。

3. 操作方法：将泡好的干黄豆和准备好的香蕉放入豆浆机杯体中，加入适量清水，接通电源，按下"五谷豆浆"键，十几分钟过后香滑的香蕉豆浆就制作成功了，可以根据个人喜好加入适量冰糖。

果汁制作方法　*Production methods*

1. 食材用料：香蕉1个，冰糖适量。

2. 前期准备：将香蕉剥皮，切块备用。

3. 操作方法：将香蕉块放入榨汁机内，往杯体内加入适量纯净水或凉开水（以淹没食材一横指为准），启动榨汁机，十几分钟后即可，亦可调入少许冰糖。

食材营养素（每100g含量）

食物名称 ▼ 香蕉	热量	蛋白质	脂肪	糖类	膳食纤维	维生素C	烟酸	胡萝卜素	钙
	kJ	g	g	g	g	mg	mg	μg	mg
	380.93	1.40	0.20	20.80	1.20	8.00	0.70	60.00	7.00

椰子豆浆

椰子：肉能补虚、强筋健骨，汁能补津液，化虫。
性味归经：性温，味甘；归胃、脾、大肠经。
适用者：一般人。

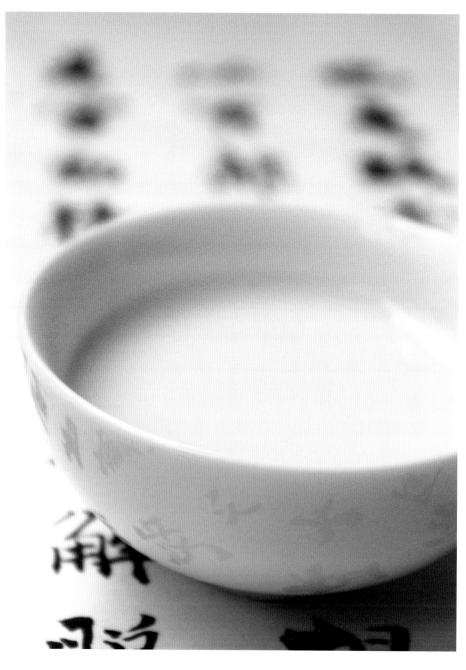

西医师推荐 椰子和其他水果不太一样，最受欢迎的部分不是"椰肉"而是"椰汁"。椰子汁甘甜如蜜、口感清新，是人们喜爱的饮品。"椰子浑身都是宝"，椰汁、椰肉营养丰富，椰油含量达到35%～40%，并含有一定量的糖类、蛋白质、维生素及矿物质。

中医师推荐 椰子具有清暑热、生津液、利水消肿、驱虫等功效，适用于夏季烦渴、尿少水肿、幼儿蛔虫等症。而且椰子还能补充体液，扩充血容量，帮助皮肤排出毒素、滋养肌肤，达到驻颜美容的目的。

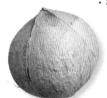
·椰子

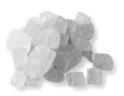
·冰糖

豆浆制作方法 *Production methods*

1. 食材用料：干黄豆50g，新鲜椰肉50g，新鲜椰子汁200mL，冰糖适量。
2. 前期准备：将干黄豆洗净，在温水中提前浸泡6～8小时；椰肉切丝备用。
3. 操作方法：将泡好的干黄豆和切好的椰丝放入豆浆机杯体中，加入适量清水，接通电源，十几分钟过后再加入新鲜的椰子汁，甜香浓郁的椰子豆浆就制作成功了，可依照个人口味加入适量冰糖。

食材营养素（每100g含量）

食物名称 ▼ 椰子	热量	蛋白质	脂肪	糖类	膳食纤维	维生素C	烟酸	镁	钙
	kJ	g	g	g	g	mg	mg	mg	mg
	966.97	4.00	12.10	31.10	4.70	6.00	0.50	65.00	2.00

樱桃豆浆

樱桃：调中益气，可多食，令人好颜色。
性味归经：性温，味甘、微酸；归肝、脾经。
适用者：一般人。

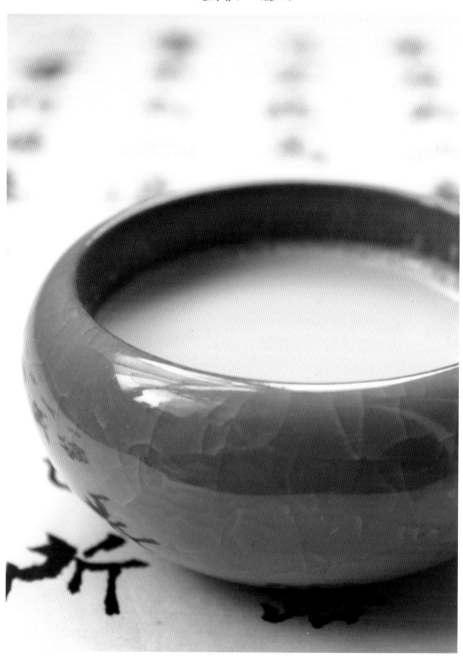

西医师推荐 樱桃外观形如珍珠，色泽光洁红润如珠宝，味道甘酸，是倍受人们青睐的水果。樱桃含铁量特别高，是苹果、梨的多倍，还含有蛋白质、糖、磷、胡萝卜素及维生素C等营养物质。

中医师推荐 樱桃具有补中益气、祛风除湿的功效，对于病后身体虚弱、脾胃失调、风湿所致的腰腿疼痛的人来说是很好的食疗佳品。由于樱桃含有丰富的铁元素，可以辅助治疗缺铁性贫血。

·樱桃　　　　·冰糖

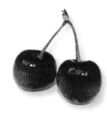
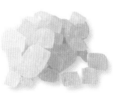

豆浆制作方法 *Production methods*

1. 食材用料：干黄豆50g，樱桃100g，冰糖适量。
2. 前期准备：将干黄豆洗净，在温水中提前浸泡6～8小时；将樱桃洗净，去核，切成小粒。
3. 操作方法：将泡好的干黄豆与樱桃粒一起放入豆浆机杯体中，加入适量清水，接通电源，十几分钟过后诱人的樱桃豆浆就制作成功了，可以根据个人喜好放入适量冰糖。

食材营养素（每100g含量）

食物名称▼	热量	蛋白质	脂肪	糖类	膳食纤维	维生素C	烟酸	胡萝卜素	铁
	kJ	g	g	g	g	mg	mg	mg	mg
樱桃	192.56	1.10	0.20	10.20	0.30	10.00	0.30	210.00	0.40

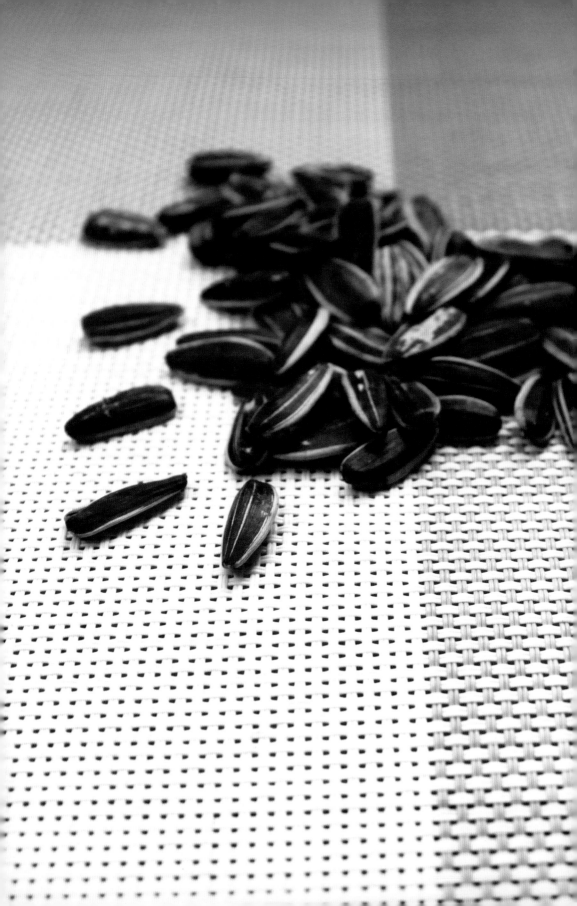

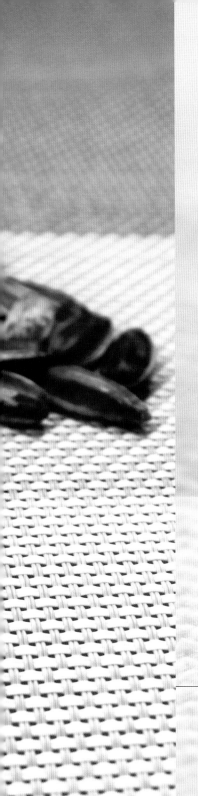

Part 5
滋养坚果豆浆、米糊

核桃豆浆

核桃：润肌肉，益发。
性味归经：性温，味甘；归肾、肺、大肠经。
适用者：一般人。

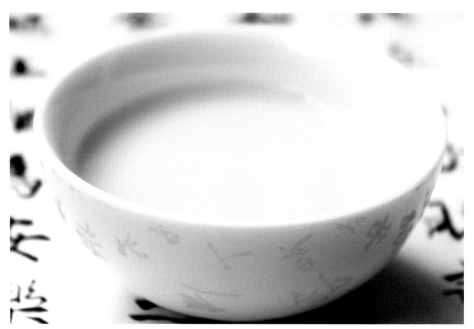

核桃米糊

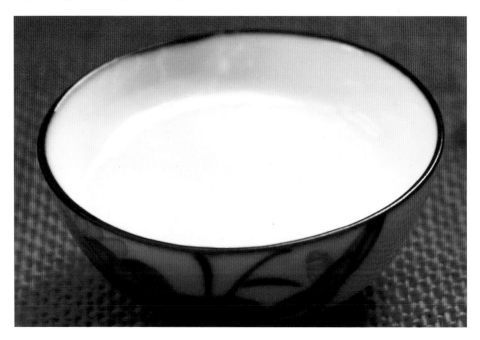

114

西医师推荐　核桃是人们熟悉的坚果，人们觉得核桃仁的外形像大脑一样有许多沟回，按照中医"以形补形"的食疗理论，核桃可谓补脑佳品。现代研究表明，核桃仁含有的特殊脂肪油和糖类，均为大脑组织和机体代谢的重要物质，核桃与杏仁、榛子、腰果并称为"世界四大干果"。

中医师推荐　核桃最重要的功效就是对大脑神经细胞的滋养作用，同时还具有补肾固精、温肺定喘、利尿通便等功效，主要适用于腰膝酸软、阳痿遗精、须发早白、咳喘、小便不利及老年人肠燥津枯排便困难等症状。

·核桃

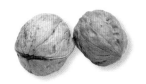

·冰糖

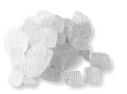

豆浆制作方法　*Production methods*

1. 食材用料：干黄豆50g，核桃仁50g，冰糖适量。
2. 前期准备：将干黄豆洗净，在温水中提前浸泡6～8小时；核桃仁洗净备用。
3. 操作方法：将泡好的干黄豆和干净的核桃仁放入豆浆机杯体中，加入适量清水，接通电源，按下"五谷豆浆"键，十几分钟过后香喷喷的核桃豆浆就制作成功了，可依照个人喜好加入适量冰糖。

米糊制作方法　*Production methods*

1. 食材用料：熟核桃1个，大米50g，冰糖适量。
2. 前期准备：将大米用清水浸泡2小时。
3. 操作方法：将泡好的大米、熟核桃一起放入豆浆机杯体内，往杯体内加入适量清水（以淹没食材一横指为准），启动豆浆机，十几分钟后即可，乘热调入少许冰糖。

食材营养素（每100g含量）

食物名称 ▼ 核桃	热量	蛋白质	脂肪	糖类	膳食纤维	维生素E	磷	烟酸	钙
	kJ	g	g	g	g	mg	mg	mg	mg
	2624.62	14.90	58.80	18.10	9.50	43.21	294.00	0.90	56.00

花生豆浆

花生：养胃醒脾，滑肠润燥。
性味归经：性平，味甘；归脾、肺经。
适用者：一般人。

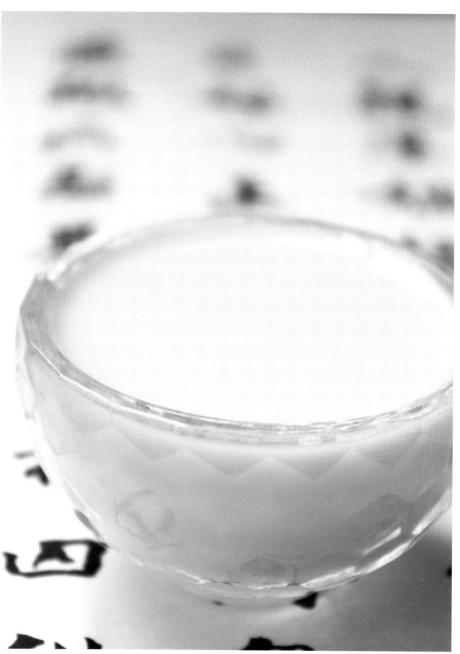

西医师推荐　花生又叫做"长生果"，和黄豆一样被称为"素中之肉"——它含有丰富的脂肪油、蛋白质和人体必需的8种氨基酸以及维生素E、B族维生素、维生素K和钙、铁、磷、卵磷脂等营养物质。

中医师推荐　花生具有润肺止咳、养血止血、健脾利尿、促进乳汁分泌、润肠通便等功效。花生中独有的维生素K是人体必需的"造血剂"，贫血的人应该多吃花生，尤其是花生外面包裹的"红衣"，其造血的作用更加明显。

· 花生　　　　　　　　　　　· 冰糖

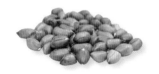　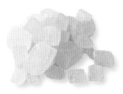

豆浆制作方法　*Production methods*

1. 食材用料：干黄豆50g，花生仁50g，冰糖适量。
2. 前期准备：将干黄豆洗净，在温水中提前浸泡6～8小时。
3. 操作方法：将泡好的干黄豆和花生仁放入豆浆机杯体中，加入适量清水，接通电源，按下"五谷豆浆"键，十几分钟过后营养美味的花生豆浆就制作成功了，可以依照个人喜好加入适量冰糖。

食材营养素（每100g含量）

食物名称 ▼	热量	蛋白质	脂肪	糖类	膳食纤维	维生素E	胡萝卜素	烟酸	钙
	kJ	g	g	g	g	mg	μg	mg	mg
花生	2356.72	24.80	44.30	21.70	5.50	18.90	30.00	17.90	39.00

栗子豆浆

栗子：主益气，厚脾胃，补肾气，耐饥。
性味归经：性温，味甘、平；归脾、胃、肾经。
适用者：一般人，糖尿病患者忌食。

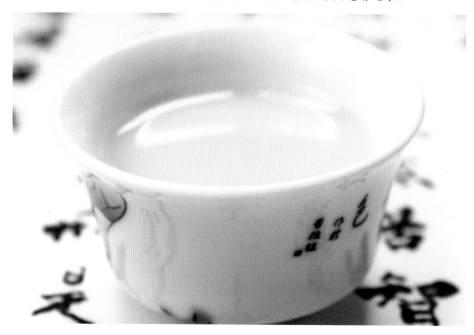

栗子米糊

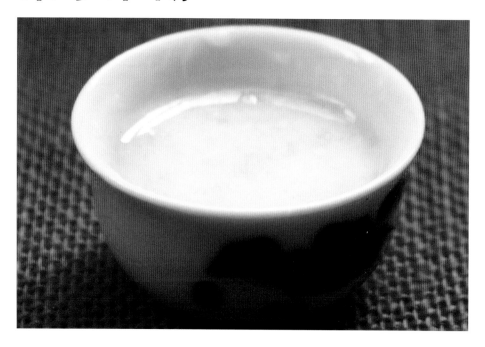

西医师推荐 栗子，也就是人们俗称的"板栗"，含有大量淀粉，与枣、柿子并称为"铁杆庄稼"。同时栗子还含有蛋白质、脂肪、多种矿物质、维生素等营养成分，糖炒栗子是北方的著名小吃。

中医师推荐 栗子具有补肾壮腰、活血止血、消肿、健脾养胃等功效，主治肾虚腰膝酸软、小便量多、脾虚泄泻、外伤所致的瘀血肿胀、筋骨疼痛、皮肤生疮等症。栗子含有维生素B_2，这类微量元素对于口腔溃疡有治疗意义，故口舌易生疮的人宜多食栗子。

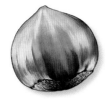

·栗子

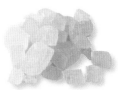

·冰糖

豆浆制作方法 *Production methods*

1. 食材用料：干黄豆50g，新鲜栗子50g，冰糖适量。

2. 前期准备：将干黄豆洗净，在温水中提前浸泡6～8小时；栗子去壳备用。

3. 操作方法：将泡好的干黄豆和去壳的栗子放入豆浆机杯体中，加入适量清水，接通电源，按下"五谷豆浆"键，十几分钟过后栗子豆浆就制作成功了，可依照个人喜好加入适量冰糖。

米糊制作方法 *Production methods*

1. 食材用料：熟栗子20g，大米50g，冰糖适量。

2. 前期准备：将大米用清水浸泡2小时。

3. 操作方法：将泡好的大米、熟栗子一起放入豆浆机杯体内，往杯体内加入适量清水（以淹没食材一横指为准），启动豆浆机，十几分钟后即可，乘热调入少许冰糖。

食材营养素（每100g含量）

食物名称 ▼ 栗子	热量	蛋白质	脂肪	糖类	膳食纤维	维生素C	胡萝卜素	烟酸	钙
	kJ	g	g	g	g	mg	μg	mg	mg
栗子	887.43	4.80	1.50	46.00	1.20	36.00	240.00	1.20	15.00

莲子豆浆

莲子：久服轻身耐老、不饥、延年。
性味归经：性平，味甘、涩；归心、脾、肾经。
适用者：一般人。

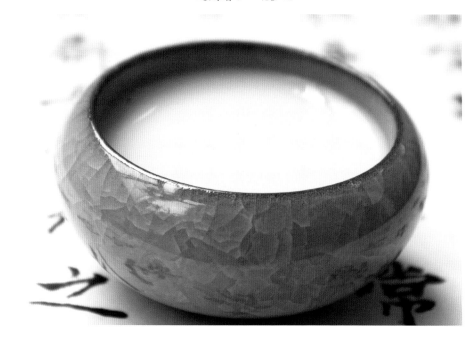

莲子米糊

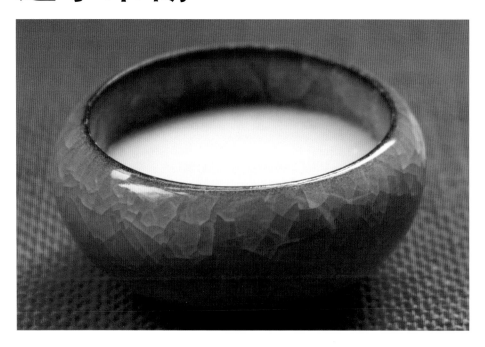

西医师推荐　莲子是常见的滋补品，古人认为莲子"享清芳之气，得稼穑之味，乃脾之果也"。莲子富含淀粉和棉籽糖，蛋白质与脂肪含量高于桂圆，含多种维生素和矿物质等营养成分。

中医师推荐　莲子具有健脾固涩、补肾、养心安神的功效。莲子所含的棉籽糖是营养佳品，主治脾虚泄泻、心悸失眠等。莲子碱能够调节性激素，可以辅助治疗男性遗精，女性白带过多、月经量过多等症。

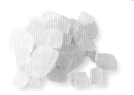

· 莲子　　　　　　　　　　　　　　· 冰糖

豆浆制作方法　*Production methods*

1. 食材用料：干黄豆50g，干莲子50g，冰糖适量。
2. 前期准备：将干黄豆洗净，在温水中提前浸泡6～8小时；莲子洗净温水浸泡3小时，去芯。
3. 操作方法：将泡好的干黄豆和莲子放入豆浆机杯体中，加入适量清水，接通电源，按下"五谷豆浆"键，十几分钟过后莲子豆浆就制作成功了，可依照个人喜好加入适量冰糖。

米糊制作方法　*Production methods*

1. 食材用料：莲子20g，大米50g，冰糖适量。
2. 前期准备：将大米用清水浸泡2个小时。
3. 操作方法：将泡好的大米、莲子一起放入豆浆机杯体内，往杯体内加入适量清水（以淹没食材一横指为准），启动豆浆机，十几分钟后即可，乘热调入少许冰糖。

食材营养素（每100g含量）

食物名称 ▼ 莲子	热量	蛋白质	脂肪	糖类	膳食纤维	维生素E	维生素C	烟酸	钙
	kJ	g	g	g	g	mg	mg	mg	mg
	1439.98	17.20	2.00	67.20	3.00	2.71	5.00	4.20	97.00

松子豆浆

松子：治诸风头眩，水气润五藏延年。
性味归经：性温，味甘；归肝、肺、大肠经。
适用者：一般人。

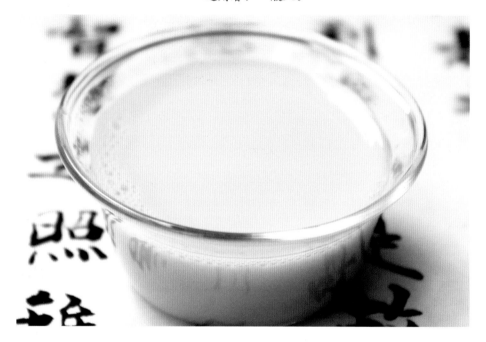

松子米糊

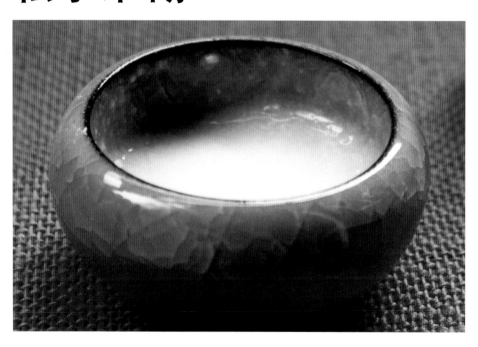

西医师推荐　松子作为松树的种子，有"长寿果"之称。松子含有丰富的脂肪，其含量仅次于核桃仁，主要以油酸脂与亚油酸脂为主。蛋白质含量也较高，包括多种必需氨基酸，还含有糖类、多种矿物质与挥发油等营养成分。

中医师推荐　松子具有补养脏腑、滋养肌肤、益肝肾的功效，适用于咽干喉痛、肺燥咳嗽少痰、大便秘结以及肝肾阴虚而出现的头晕眼花、心悸盗汗等症。松子中含有的大量矿物质能够很好地消除疲劳，对于老年人保健大有益处。

·松子

·冰糖

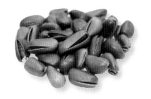

豆浆制作方法　*Production methods*

1. 食材用料：干黄豆50g，松子仁50g，冰糖适量。
2. 前期准备：将干黄豆洗净，在温水中提前浸泡6～8小时；松子去壳备用。
3. 操作方法：将泡好的干黄豆和松子仁放入豆浆机杯体中，加入适量清水，接通电源，按下"五谷豆浆"键，十几分钟过后松子豆浆就制作成功了，可依照个人喜好加入适量冰糖。

米糊制作方法　*Production methods*

1. 食材用料：熟松子30g，大米50g，冰糖适量。
2. 前期准备：将大米用清水浸泡2小时。
3. 操作方法：将泡好的大米、熟松子一起放入豆浆机杯体内，往杯体内加入适量清水（以淹没食材一横指为准），启动豆浆机，十几分钟后即可，乘热调入少许冰糖。

食材营养素（每100g含量）

食物名称 ▼ 松子	热量	蛋白质	脂肪	糖类	膳食纤维	维生素E	磷	烟酸	钙
	kJ	g	g	g	g	mg	mg	mg	mg
	2921.83	13.40	70.60	12.20	10.00	32.79	596.00	4.00	78.00

乌梅豆浆

乌梅：生食止渴。

性味归经：性平，味酸、涩；归肝、脾、肺、大肠经。

适用者：一般人。

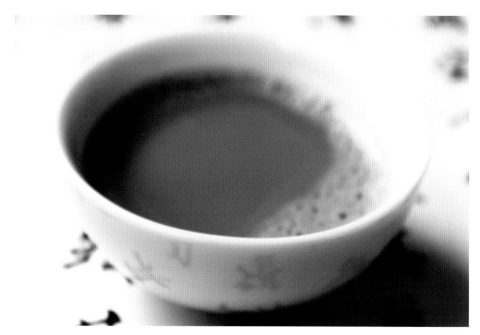

乌梅米糊

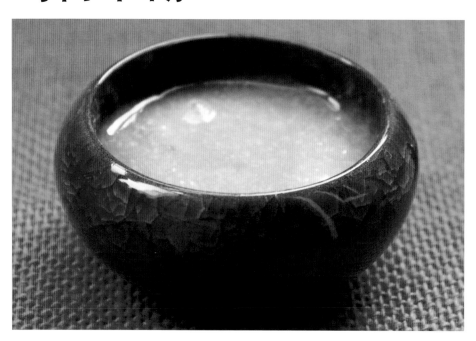

124

西医师推荐 乌梅肉厚味酸，是梅子中的佳品。乌梅的钾含量较一般水果高，含有柠檬酸、苹果酸、琥珀酸、蜡醇、三萜等成分，可使胆囊收缩，促进胆汁分泌，具有抗过敏的作用。

中医师推荐 乌梅具有收敛肺气、涩肠止泻、生津止渴、驱虫等功效。主治肺气虚弱、咳嗽咳喘、久泻、便血尿血、小儿蛔虫等。中医看来，乌梅药食同源，能够入药，有一个著名的方剂"乌梅煎"，就是利用乌梅抗过敏的功效，治疗过敏类疾病。因此，过敏体质的人适宜多吃乌梅，可预防过敏。

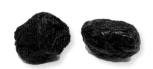
· 乌梅

· 冰糖

豆浆制作方法 *Production methods*

1. 食材用料：干黄豆50g，乌梅20颗，冰糖适量。

2. 前期准备：将干黄豆洗净，在温水中提前浸泡6～8小时；20颗乌梅加1000mL水，小火慢炖20～30分钟，熬出500mL乌梅汁，倒入小碗中，再加入适量清水，反复熬煮，取汁，可重复3次，备用。

3. 操作方法：将泡好的干黄豆和适量冰糖放入豆浆机杯体中，加入熬制好的乌梅汁，接通电源，按下"豆浆"键，十几分钟过后酸甜解渴的乌梅豆浆就制作成功了。

米糊制作方法 *Production methods*

1. 食材用料：乌梅3颗，大米50g，冰糖适量。

2. 前期准备：将大米用清水浸泡2个小时。

3. 操作方法：将泡好的大米、乌梅一起放入豆浆机杯体内，往杯体内加入适量清水（以淹没食材一横指为准），启动豆浆机，十几分钟后即可，乘热调入少许冰糖。

食材营养素（每100g含量）

食物名称 ▼ 乌梅	热量 kJ	蛋白质 g	脂肪 g	糖类 g	膳食纤维 g	维生素E mg	钾 mg	烟酸 mg	钙 mg
	916.73	6.80	2.30	76.60	33.90	7.12	161.00	2.30	33.00

杏仁豆浆

杏仁：主治咳逆上气，雷鸣，喉痹，下气，产乳，金创，寒心，奔豚。

性味归经：性平，味甘；归肺、脾、大肠经。

适用者：一般人，婴儿慎食。

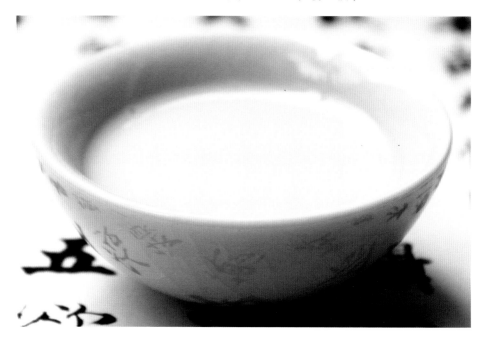

杏仁米糊

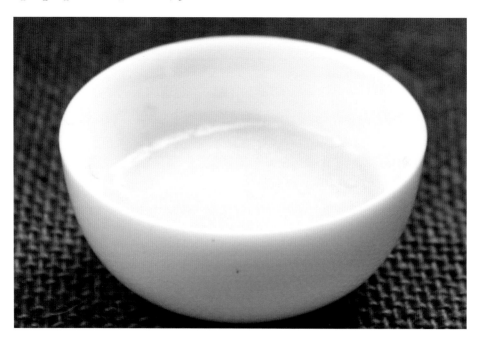

西医师推荐 杏仁自古以来就被视作食疗佳品，具有很高的营养价值。杏仁含糖量约10%，含苹果酸、柠檬酸、胡萝卜素、蛋白质、维生素等。苦杏仁经酶水解后产生氢氰酸，对呼吸中枢有镇静作用，可以治疗咳喘。

中医师推荐 杏仁具有润肺定喘、生津止渴、止咳润肠等功效，能够治疗慢性支气管炎、肺气虚弱所致咳嗽、肠燥便秘等症。杏仁中还含有丰富的不饱和脂肪酸和维生素E，一方面可以降低人体内胆固醇含量，减少心脑血管疾病的发病风险，另一方面能够抵御衰老、美容养颜。

・杏仁
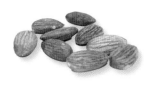

・冰糖
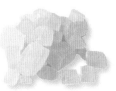

豆浆制作方法 *Production methods*

1. 食材用料：干黄豆50g，熟杏仁50g，冰糖适量。
2. 前期准备：将干黄豆洗净，在温水中提前浸泡6～8小时；杏仁洗净备用。
3. 操作方法：将泡好的干黄豆和干净杏仁放入豆浆机杯体中，加入适量清水，接通电源，按下"五谷豆浆"键，十几分钟过后杏仁豆浆就制作成功了，可依照个人喜好加入适量冰糖。

米糊制作方法 *Production methods*

1. 食材用料：熟杏仁30g，大米50g，冰糖适量。
2. 前期准备：将大米用清水浸泡2小时。
3. 操作方法：将泡好的大米、熟杏仁一起放入豆浆机杯体内，往杯体内加入适量清水（以淹没食材一横指为准），启动豆浆机，十几分钟后即可，乘热调入少许冰糖。

食材营养素（每100g含量）

食物名称 ▼	热量	蛋白质	脂肪	糖类	膳食纤维	维生素E	维生素C	镁	钙
	kJ	g	g	g	g	mg	mg	mg	mg
杏仁	1071.62	22.00	45.00	23.90	8.00	18.53	26.00	178.0	97.00

榛子豆浆

榛子：肥白人，止饥，调中开胃。
性味归经：性平，味甘；归脾、胃经。
适用者：一般人，胆囊炎患者少食。

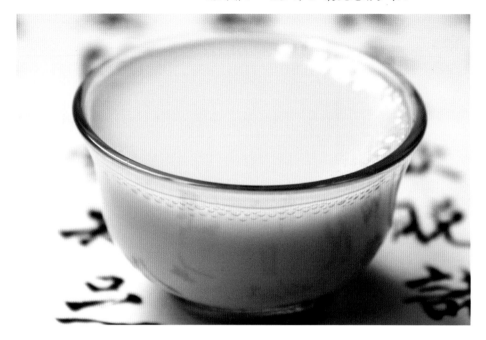

榛子米糊

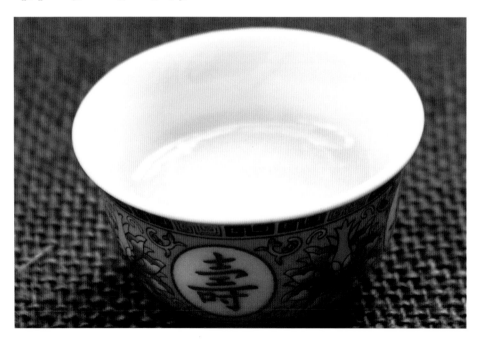

西医师推荐　榛子外形与栗子相似，果仁肥白圆润，油脂含量高达50%～77%，味道极其香美，回味无穷，深受人们喜爱，有"坚果之王"的美誉。榛子还含有较多的蛋白质和糖类，其中磷含量甚高，钾、铁等含量在诸坚果中也名列前茅，还含有少量生物碱等。

中医师推荐　榛子具有补气、健脾、止泻、明目等功效，可用于气虚脾胃虚弱引起的食欲缺乏、神疲乏力、大便溏泻等症；用眼过度导致的视物不清多食用榛子也能够得到改善。榛子还特含有紫杉酚，具有抗癌作用，故适合肿瘤患者食用。

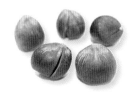

· 榛子

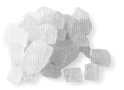

· 冰糖

豆浆制作方法　*Production methods*

1. 食材用料：干黄豆50g，榛子仁50g，冰糖适量。

2. 前期准备：将干黄豆洗净，在温水中提前浸泡6～8小时；榛子仁洗净备用。

3. 操作方法：将泡好的干黄豆和干净的榛子仁放入豆浆机杯体中，加入适量清水，接通电源，按下"五谷豆浆"键，十几分钟过后香喷喷的榛子豆浆就制作成功了，可依照个人喜好加入适量冰糖。

米糊制作方法　*Production methods*

1. 食材用料：熟榛子30g，大米50g，冰糖适量。

2. 前期准备：将大米用清水浸泡2小时。

3. 操作方法：将泡好的大米、熟榛子一起放入豆浆机杯体内，往杯体内加入适量清水（以淹没食材一横指为准），启动豆浆机，十几分钟后即可，乘热调入少许冰糖。

食材营养素（每100g含量）

食物名称 ▼ 榛子	热量	蛋白质	脂肪	糖类	膳食纤维	维生素E	磷	烟酸	钙
	kJ	g	g	g	g	mg	mg	mg	mg
榛子	2268.81	20.00	44.80	24.30	9.60	36.43	422.00	1.14	104.00

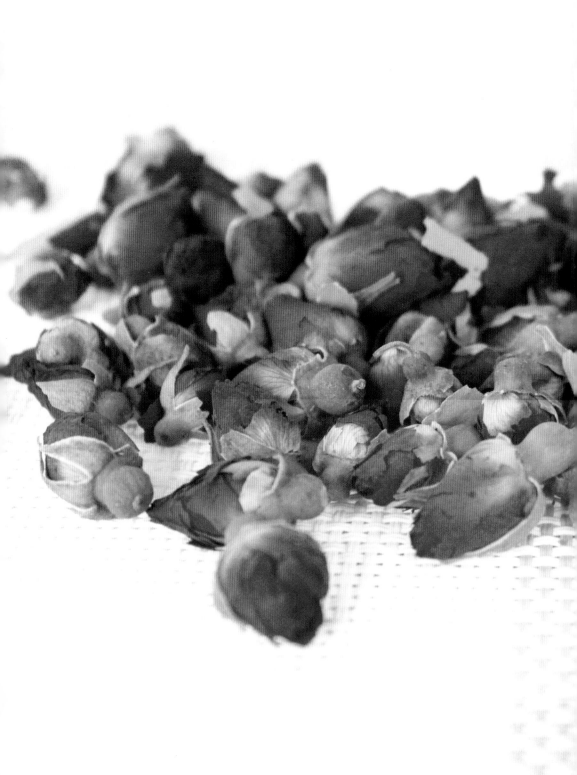

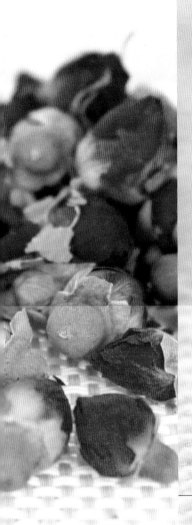

Part 6
美丽花草茶豆浆、米糊

百合豆浆

百合：得土金之气，而兼天之清和。
性味归经：性微寒，味甘；归心、肺、胃经。
适用者：一般人。

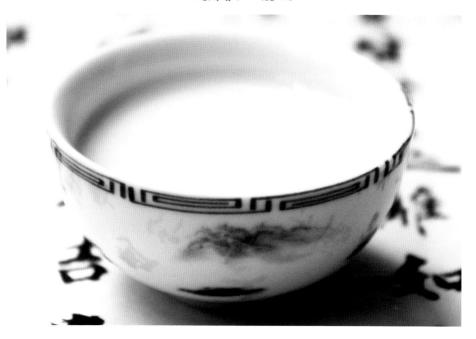

百合米糊

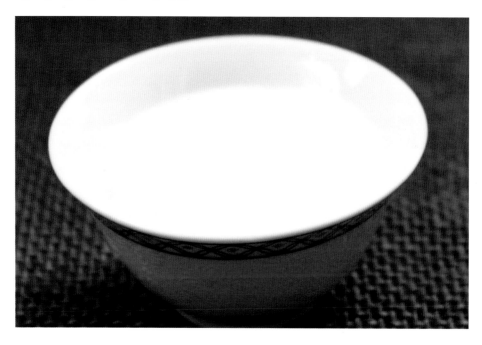

西医师推荐 百合既是观赏植物，又可作为药食同源的蔬菜食用。新鲜的百合甘甜味美，含有蛋白质、脂肪、维生素等多种营养成分及生物碱，可做出不少美味爽口又营养的菜肴。

中医师推荐 百合具有润肺止咳、养心安神的作用。中医很早就利用百合的特性治疗慢性咳嗽、肺结核、口舌生疮、口干、口腔异味等疾病。现代研究发现百合能够升高人体白细胞，提高机体抵抗细菌、病毒的免疫能力。失眠人群食用百合则有助于睡眠。

· 百合

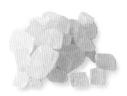

· 冰糖

豆浆制作方法 *Production methods*

1. 食材用料：干黄豆50g，干百合30g，冰糖适量。
2. 前期准备：将干黄豆、百合洗净，在温水中提前浸泡6～8小时。
3. 操作方法：将泡好的干黄豆和百合、冰糖放入豆浆机杯体中，加入适量清水，接通电源，按下"五谷豆浆"键，十几分钟过后清肺安神的百合豆浆就制作成功了，可以依照个人喜好加入适量冰糖。

米糊制作方法 *Production methods*

1. 食材用料：百合20g，大米50g，冰糖适量。
2. 前期准备：将百合、大米用清水浸泡2小时。
3. 操作方法：将泡好的大米、百合一起放入豆浆机杯体内，往杯体内加入适量清水（以淹没食材一横指为准），启动豆浆机，十几分钟后即可，乘热调入少许冰糖。

食材营养素（每100g含量）

食物名称 ▼ 百合	热量	蛋白质	脂肪	糖类	膳食纤维	维生素C	烟酸	钙	铁
	kJ	g	g	g	g	mg	mg	mg	mg
百合	678.13	3.20	0.10	38.80	1.70	18.00	0.70	11.00	1.00

薄荷豆浆

薄荷：辛能发散，凉能清利。
性味归经：性凉，味辛；归肺、肝经。
适用者：一般人。

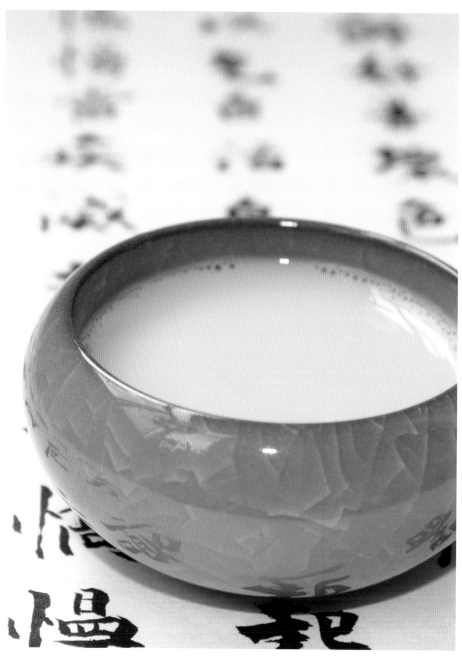

西医师推荐 薄荷与枸杞子相似，也是食药两用的食材。薄荷清凉气味芳香，作为香料不仅能给人带来清凉愉悦的感觉，而且还有医用功效。薄荷脑和薄荷油是薄荷中含有的重要挥发油成分。

中医师推荐 薄荷具有发散风热、清咽利喉、透疹解毒、疏肝解郁和止痒等功效，适用于感冒发热、头疼、咽喉肿痛、眼睛红肿、皮疹等症。薄荷油还具有止痛的作用，对于情绪紧张、压力较大的人群是最适合不过的食疗佳品。

·薄荷

·冰糖

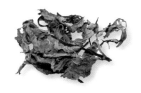

豆浆制作方法 *Production methods*

1. 食材用料：干黄豆50g，薄荷10g，冰糖适量。
2. 前期准备：将干黄豆洗净，在温水中提前浸泡6～8小时；薄荷洗净备用。
3. 操作方法：将泡好的干黄豆和薄荷、冰糖放入豆浆机杯体中，加入适量清水，接通电源，按下"五谷豆浆"键，十几分钟过后辛香清凉的薄荷豆浆就制作成功了。

食材营养素（每100g含量）

食物名称 ▼	热量	蛋白质	脂肪	糖类	膳食纤维	维生素E	锌	维生素B₂	铁
	kJ	g	g	g	g	mg	mg	mg	mg
薄荷（干）	870.69	6.80	3.90	67.60	31.10	4.69	1.64	0.40	4.30

枸杞子豆浆

枸杞子：明目安神，令人长寿。
性味归经：性平，味甘；归肝、肾经。
适用者：一般人。

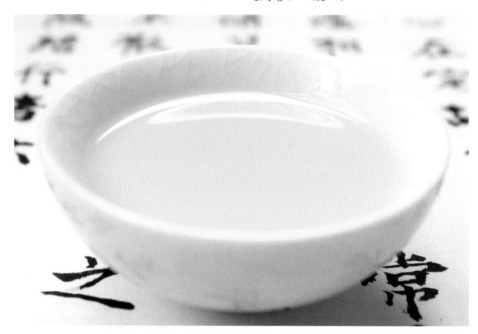

枸杞子米糊

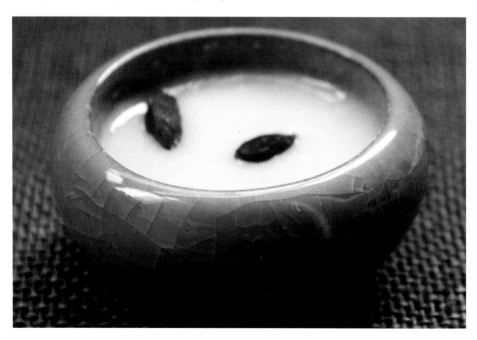

西医师推荐 枸杞子是我国宁夏的特产，也是"药食同源"食物中的典型代表。在著名的中成药制剂"杞菊地黄丸"中，枸杞子起着功不可没的作用。枸杞子不但含有胡萝卜素、维生素以及烟酸、亚油酸等基本营养元素，还含有芸香苷、肌苷、谷氨酸等。

中医师推荐 枸杞子具有补虚生津、清热止渴、祛风明目等作用，主要治疗神疲乏力、血虚眩晕、心悸、肾虚阳痿、性功能低下、神经衰落、目赤肿痛、烦渴等症。枸杞子还能够提高人体免疫力。

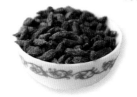

·枸杞子

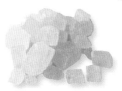

·冰糖

豆浆制作方法 *Production methods*

1. 食材用料：干黄豆50g，枸杞子10g，冰糖适量。
2. 前期准备：将干黄豆洗净，在温水中提前浸泡6～8小时；枸杞子洗净备用。
3. 操作方法：将泡好的干黄豆和枸杞子、冰糖放入豆浆机杯体中，加入适量清水，接通电源，按下"五谷豆浆"键，十几分钟过后益肾明目的枸杞子豆浆就制作成功了。

米糊制作方法 *Production methods*

1. 食材用料：枸杞子20g，大米50g，冰糖适量。
2. 前期准备：将大米用清水浸泡2小时。
3. 操作方法：将泡好的大米、枸杞子一起放入豆浆机杯体内，往杯体内加入适量清水（以淹没食材一横指为准），启动豆浆机，十几分钟后即可，乘热调入少许冰糖。

食材营养素（每100g含量）

食物名称▼	热量	蛋白质	脂肪	糖类	膳食纤维	维生素A	维生素C	烟酸	胡萝卜素
	kJ	g	g	g	g	μg	mg	mg	μg
枸杞子	184.18	5.6	1.10	2.90	1.60	592.00	58.00	1.30	3.00

桂花豆浆

桂花：桂为百药之长。
性味归经：性温，味辛；归肺、肝经。
适用者：一般人。

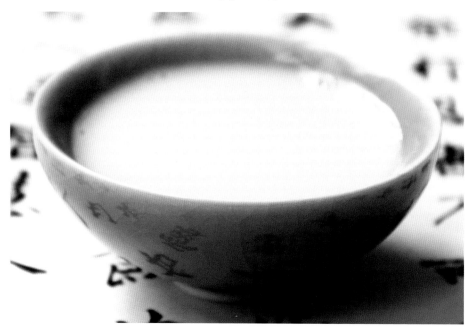

桂花米糊

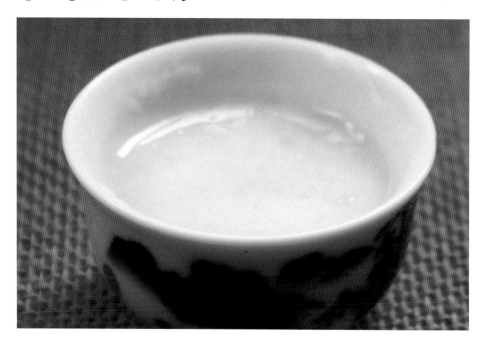

西医师推荐 八月"丹桂"飘香，中秋时节正是桂花的花期，桂花香气袭人，饱受赞誉。江南一带的小吃"桂花糯米藕"以甘凉清香的口感广受人们的喜爱。桂花含挥发油，其中有β-水芹烯、橙花醇、芳樟醇，还含有月桂酸、肉豆蔻酸、棕榈酸、硬脂酸等。这些正是桂花药用功效的秘诀。

中医师推荐 桂花具有很好的食疗药用价值，有散寒温中、暖胃止痛、散瘀化痰等功效，对于食欲不佳、咳嗽有痰、痔疮痢疾、痛经闭经等症状有一定的辅助治疗效果。冬季来临的时候，很多脾胃虚弱的人都会觉得胃脘部冷痛不适，这个时候多用桂花泡茶饮用，能够很快得到缓解。

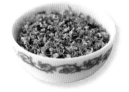

·桂花

·冰糖

豆浆制作方法 *Production methods*

1. 食材用料：干黄豆50g，桂花10g，冰糖适量。
2. 前期准备：将干黄豆洗净，在温水中提前浸泡6～8小时；桂花洗净备用。
3. 操作方法：将泡好的干黄豆和桂花、冰糖放入豆浆机杯体中，加入适量清水，接通电源，按下"五谷豆浆"键，十几分钟过后沁人心脾的桂花豆浆就制作成功了。

米糊制作方法 *Production methods*

1. 食材用料：桂花10g，大米50g，冰糖适量。
2. 前期准备：将大米用清水浸泡2小时。
3. 操作方法：将泡好的大米、桂花一起放入豆浆机杯体内，往杯体内加入适量清水（以淹没食材一横指为准），启动豆浆机，十几分钟后即可，乘热调入少许冰糖。

食材营养素（每100g含量）

食物名称 ▼ 桂花	热量	蛋白质	脂肪	糖类	膳食纤维	挥发油	游离氨基酸
	kJ	g	g	g	g	mg	mg
	41.86	0.10	0.60	8.00	8.00	0.30	13.17

菊花豆浆

菊花：甘菊之用，可一言以蔽之，曰疏风而已。
性味归经：性微寒，味甘、苦；归肺、肝经。
适用者：一般人。

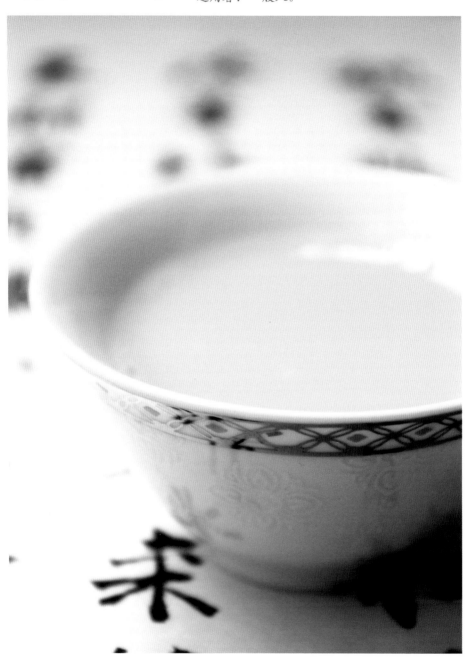

西医师推荐　菊花种类众多，皆可入药。研究发现，菊花的化学成分比较复杂，其有效成分主要由黄酮类化合物、三萜类化合物和挥发油构成。在挑选菊花时以花朵完整不散瓣，色白（黄），香气浓郁、无杂质者为佳。

中医师推荐　菊花具有疏风清热、明目解毒之功效，主要治疗头疼、眩晕、目赤肿痛、疔疮、心胸烦热等症。现代研究表明，菊花具有良好的降压功效，能够用于治疗高血压、冠心病、高脂血症等心脑血管疾病。菊花还能抗菌、抗病毒、抗衰老，是人们常备的食疗保健品。

・胎菊　　　　　　　　　　　　　・冰糖

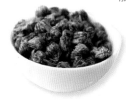 

豆浆制作方法　*Production methods*

1. 食材用料：干黄豆50g，干菊花10朵，冰糖适量。
2. 前期准备：将干黄豆洗净，在温水中提前浸泡6～8小时；菊花洗净，去掉花蒂，保留花瓣备用。
3. 操作方法：将泡好的干黄豆和菊花、冰糖放入豆浆机杯体中，加入适量清水，接通电源，按下"五谷豆浆"键，十几分钟过后清新怡人的菊花豆浆就制作成功了。

食材营养素（每100g含量）

食物名称 ▼ 菊花	热量 kJ	蛋白质 g	脂肪 g	糖类 g	膳食 纤维 g	维生 素E mg	维生 素C mg	烟酸 mg	钙 mg
菊花	1016.78	6.00	3.30	63.00	15.90	1.61	1.00	9.20	234.00

玫瑰豆浆

玫瑰：和血平肝，养胃，宽胸，散郁。
性味归经：性温，味微苦、甘；归肝、脾经。
适用者：一般人，花粉过敏者慎食。

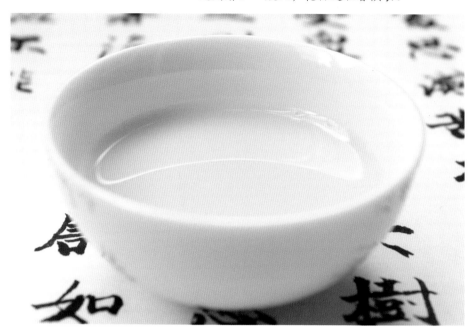

玫瑰米糊

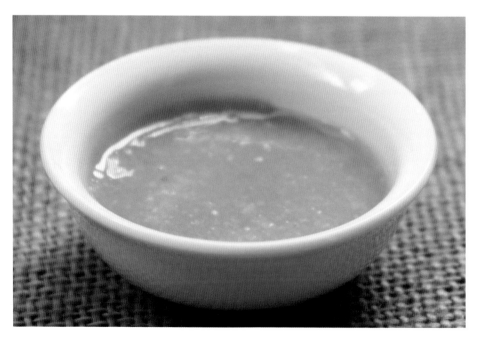

西医师推荐 玫瑰在"花语"中是爱情的象征，从营养学角度看来是美容的代表食材。玫瑰的主要食疗部分是花蕾，玫瑰花蕾芳香四溢、沁人心脾，人们常用玫瑰花与红糖混合开水冲服，既香甜可口，又能起到行气活血、散寒止痛的作用。

中医师推荐 玫瑰花具有疏肝理气、活血调经的功能，对于肝气不舒所导致的胃脘胀满疼痛、月经不调、女性白带异常、疔疮初起、跌打损伤等具有独特的疗效。此外，玫瑰花中含有的挥发油还具有美容养颜、抗衰老的功效。

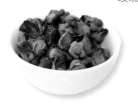

· 玫瑰

· 冰糖

豆浆制作方法 *Production methods*

1. 食材用料：干黄豆50g，干玫瑰花20朵，冰糖适量。
2. 前期准备：将干黄豆洗净，在温水中提前浸泡6～8小时；玫瑰花洗净，去掉花蒂，保留花瓣备用。
3. 操作方法：将泡好的干黄豆和玫瑰花、冰糖放入豆浆机杯体中，加入适量清水，接通电源，按下"五谷豆浆"键，十几分钟过后花香四溢的玫瑰豆浆就制作成功了。

米糊制作方法 *Production methods*

1. 食材用料：玫瑰花10g，大米50g，冰糖适量。
2. 前期准备：将大米用清水浸泡2小时。
3. 操作方法：将泡好的大米、玫瑰花一起放入豆浆机杯体内，往杯体内加入适量清水（以淹没食材一横指为准），启动豆浆机，十几分钟后即可，乘热调入少许冰糖。

食材营养素（每100g含量）

食物名称 ▼ 玫瑰花	维生素E	维生素C	异亮氨酸	亮氨酸	赖氨酸	苏氨酸	苯丙氨酸	锌	硒
	mg	mg	mg	mg	mg	mg	mg	mg	μg
	3.27	6.66	33.0	570.0	530.00	430.00	350.00	2.53	8.40

茉莉豆浆

茉莉：辟秽治痢，虚人宜之。
性味归经：性温，味甘、辛；归肝、胃经。
适用者：一般人。

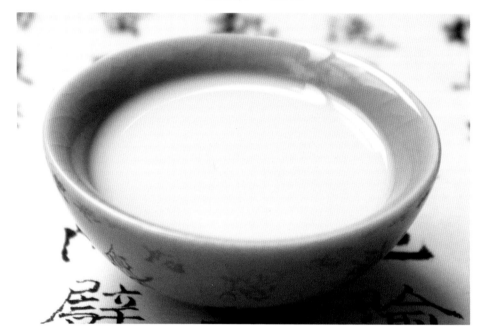

茉莉米糊

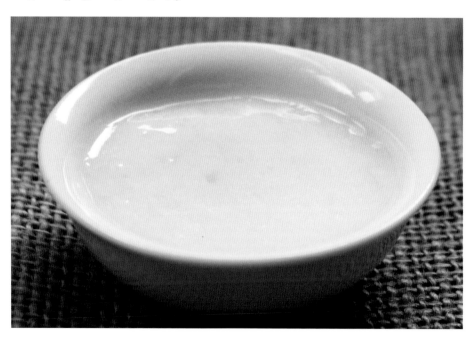

西医师推荐　茉莉花在"花语"中是清纯的象征，洁白的花朵、清新的花香受到人们的赞美。茉莉花的芬芳源自于其含有的挥发油，主要成分为苯甲醇或其脂类、茉莉花素、芳樟醇、安息香酸芳樟醇酯等。

中医师推荐　茉莉花具有和中理气、解毒辟秽、开郁的功效。茉莉所含的挥发油性物质，具有很强的行气止痛、解郁散结的作用，能够缓解胸腹胀满疼痛、痢疾里急后重等病状，是食物中的"止痛剂"。由于茉莉对许多细菌有抑制作用，对于目赤肿痛、疮疡、皮肤破溃等有较好的疗效。

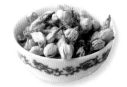

·茉莉

·冰糖

豆浆制作方法　*Production methods*

1. 食材用料：干黄豆50g，干茉莉花20朵，冰糖适量。
2. 前期准备：将干黄豆洗净，在温水中提前浸泡6～8小时；茉莉花洗净，去掉花蒂，保留花瓣备用。
3. 操作方法：将泡好的干黄豆和茉莉花、冰糖放入豆浆机杯体中，加入适量清水，接通电源，按下"五谷豆浆"键，十几分钟过后香飘四溢的茉莉豆浆就制作成功了。

米糊制作方法　*Production methods*

1. 食材用料：茉莉花10g，大米50g，冰糖适量。
2. 前期准备：将大米用清水浸泡2小时。
3. 操作方法：将泡好的大米、茉莉花一起放入豆浆机杯体内，往杯体内加入适量清水（以淹没食材一横指为准），启动豆浆机，十几分钟后即可，乘热调入少许冰糖。

食材营养素（每100g含量）

食物名称 ▼	热量	蛋白质	脂肪	糖类	膳食纤维	维生素E	胡萝卜素	烟酸	钙
	kJ	g	g	g	g	mg	μg	mg	mg
茉莉花	1167.48	27.60	0.60	40.80	15.00	4.24	890.00	13.00	175.00

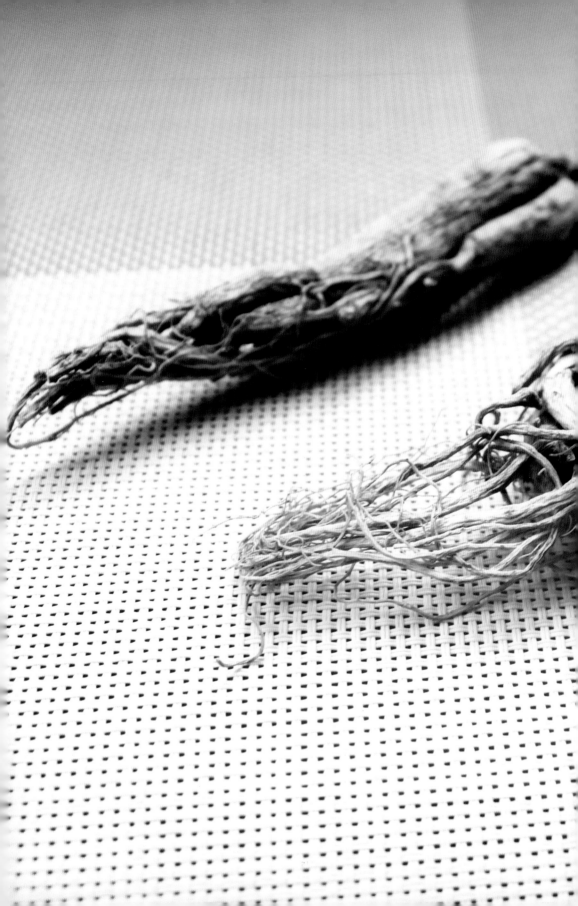

Part 7

调理体质豆浆

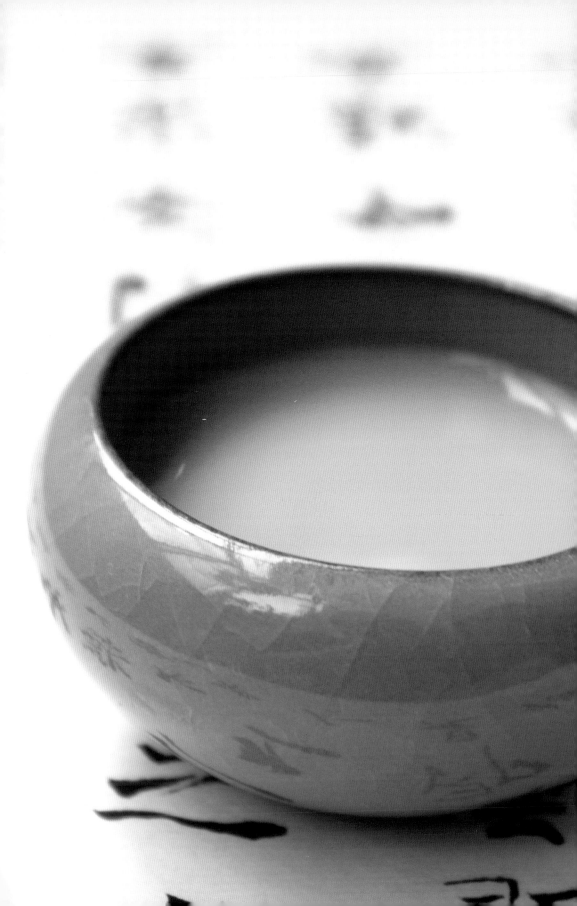

阳虚体质——四子豆浆

功用：补肾温阳

覆盆子
五味子
韭菜子
枸杞子
干黄豆

体质特征： 阳虚体质的人，阳气不足，肌肉松软不结实。平时畏寒怕冷，手脚冰凉或者不温，喜热喜暖，精神不振，舌淡胖嫩，脉沉迟。性格多表现为沉静、内向。若不及时调整，易患痰饮、肿胀、泄泻等病，外感以风寒感冒多见。

营养价值： 覆盆子性温味甘酸，"益肾脏而固精，补肝虚而明目，起阳痿，缩小便"，是益肾添精的佳品；五味子味甘酸性微温，能够温阳收敛；韭菜是食物中的"壮阳"之品；枸杞子入肝肾经，补益肝肾，能够调节体质，增强免疫力。

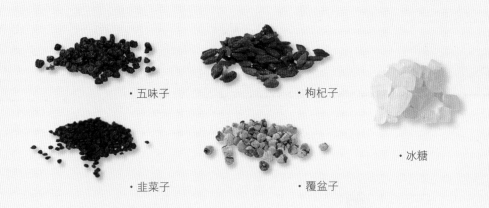

· 五味子

· 枸杞子

· 韭菜子

· 覆盆子

· 冰糖

豆浆制作方法 *Production methods*

1. 食材用料：覆盆子10g 、五味子10g 、韭菜子10g、 枸杞子10g，干黄豆50g，冰糖适量。

2. 食材准备： 将干黄豆洗净，在温水中提前浸泡6～8小时；覆盆子、五味子、韭菜子、枸杞子洗净备用。

3. 操作方法： 将泡好的干黄豆和覆盆子、五味子、韭菜子、枸杞子和冰糖放入豆浆机杯体中，加入适量清水，接通电源，按下"五谷豆浆"键，十几分钟过后补虚壮阳的四子豆浆就制作成功了。

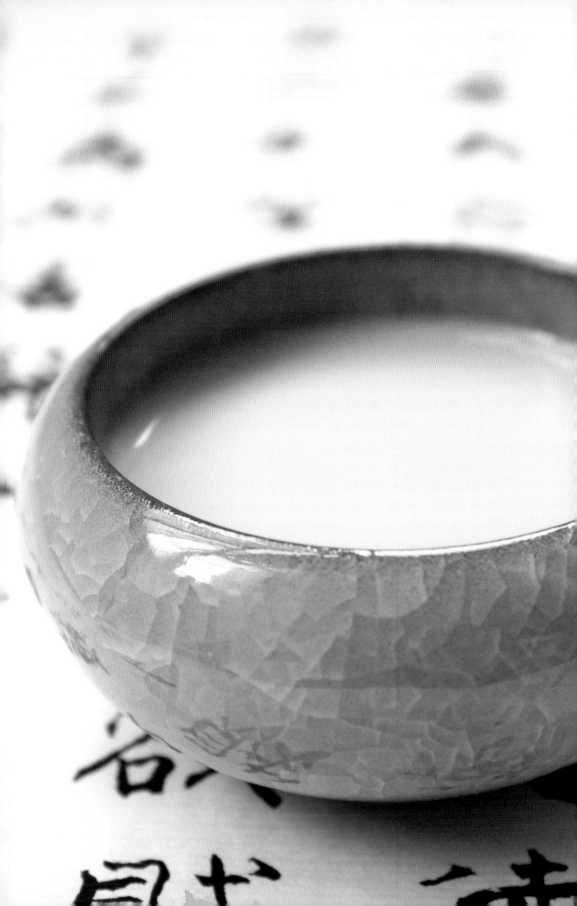

阴虚体质——五汁豆浆

功用：清热生津

梨汁
荸荠汁
杨梅汁
藕汁
甘蔗汁
干黄豆浆

体质特征： 阴虚体质的人，体内阴液亏少，体型偏瘦，以口燥咽干、手足心热、鼻干鼻痒、喜冷饮、大便干燥、舌红少津、脉细弱等虚热表现为主要特征。性格偏于急躁、外向，活泼好动。此类人易患虚劳、遗精、失眠等疾病。

营养价值： 梨能"润肺凉心，消痰下火"；荸荠"清心降火，补肺凉肝"；杨梅"生津止渴"；藕"甘能补益"；甘蔗"甘寒益胃"。五者配合能够很好地滋补阴液，改善阴虚体质。

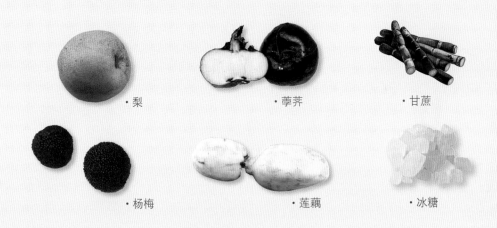

· 梨   · 荸荠   · 甘蔗

· 杨梅   · 莲藕   · 冰糖

豆浆制作方法 *Production methods*

1. 食材用料：梨汁、荸荠汁、杨梅汁、藕汁、甘蔗汁各100mL，干黄豆50g。
2. 食材准备：将干黄豆洗净，在温水中提前浸泡6～8小时；将梨汁、荸荠汁、杨梅汁、藕汁、甘蔗汁混合均匀。
3. 操作方法：将泡好的干黄豆放入豆浆机杯体中，加入混合好的蔬果汁，接通电源，按下"五谷豆浆"键，十几分钟过后清凉甘甜的五汁豆浆就制作成功了。

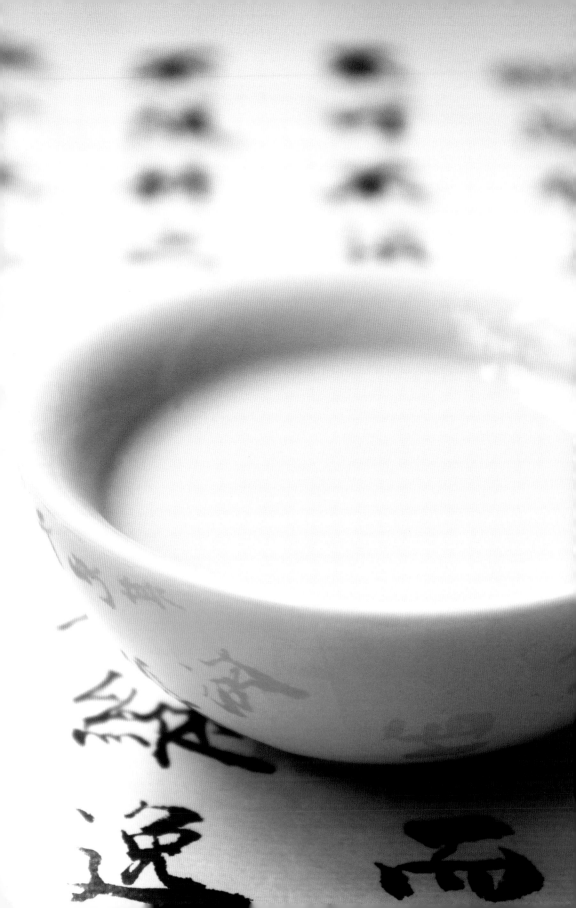

气虚体质——人参豆浆

功用：大补元气，补益肺脾，生津安神

人参
干黄豆

体质特征： 气虚体质的人往往是由于元气不足导致精神不振，以容易疲乏、气短、懒言少语、易出汗、舌淡且边有齿痕、脉细弱等气虚表现为主要特征。性格胆小内向，不喜欢冒险。此类人若不及时调理，容易罹患感冒、内脏下垂等疾病。

营养价值： 人参是古往今来的"补虚圣品"，具有明显的强身健体的功效，能够改善人体脏器功能，提高机体的抵抗力和适应力，减少有害物质在体内的沉积，具有延年益寿的功效。

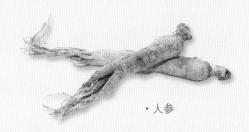

·人参

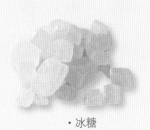

·冰糖

豆浆制作方法 *Production methods*

1. 食材用料：人参10g，干黄豆50g，冰糖适量。
2. 食材准备：将干黄豆洗净，在温水中提前浸泡6～8小时；人参洗净，切片备用。
3. 操作方法：将泡好的干黄豆和人参片、冰糖放入豆浆机杯体中，加入适量清水，接通电源，按下"五谷豆浆"键，十几分钟过后大补元气的人参豆浆就制作成功了。

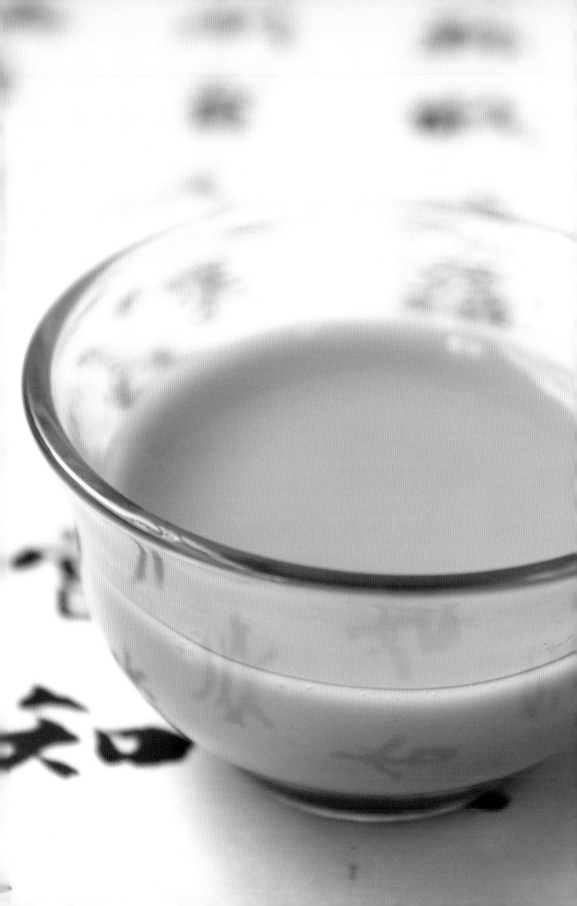

血虚体质——红枣豆浆

功用：健脾益胃，益气生津

红枣
干黄豆

体质特征： 大多数女性朋友是血虚体质，常有阴血亏虚导致的面色萎黄、眩晕、月经不调、闭经少经、心悸失眠、脉虚细等症状。此类人群若不及时调理，容易出现由于贫血而导致的各种慢性疾病。

营养价值： 红枣色红，入心，心主血脉，故红枣是补血佳品。现代研究表明，红枣中维生素含量较高，有"天然维生素丸"的美誉。红枣在补血的同时还兼具抗癌抗衰老等作用，是女性朋友不可多得的食疗佳品。

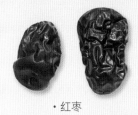

· 红枣

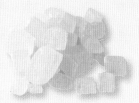

· 冰糖

豆浆制作方法 *Production methods*

1. 食材用料：红枣20g，干黄豆50g，大米50g，冰糖适量。

2. 食材准备：将干黄豆洗净，在温水中提前浸泡6～8小时；红枣洗净，去核备用；大米淘洗干净，备用。

3. 操作方法：将泡好的干黄豆和红枣、大米放入豆浆机杯体中，加入适量清水，接通电源，按下"五谷豆浆"键，十几分钟过后丝滑香甜的红枣豆浆就制作成功了，可依据个人喜好加入适量冰糖。

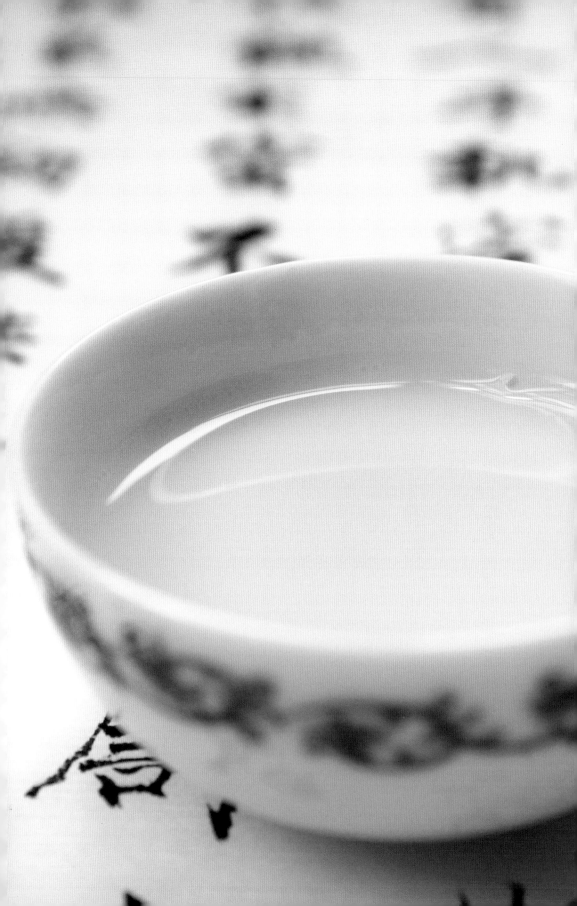

痰湿体质——陈皮豆浆

功用：理气和中，燥湿化痰，利水通便

陈皮
干黄豆

体质特征："肥人多痰湿"，痰湿体质多见于形体肥胖之人，尤其是腹部肥满松软为特点。此类人群往往喜食肥甘甜腻的食物，体内痰湿凝聚，以面部油脂较多、胸闷痰多、口黏苔腻等为主要特征。此类人是糖尿病、中风、冠心病等疾病的高风险人群，一定要从饮食上把好健康的关卡。

营养价值：陈皮又称"橘皮"，是风干或者阴干之后的橘子皮，既能入药又能加工成可口零食。陈皮味辛、苦，性温，归脾、胃、肺经，气味芳香，既能宣散体内湿邪之气，又能升降调理气机，是化痰祛湿的佳品。

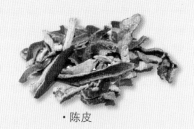

· 陈皮

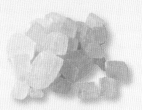

· 冰糖

豆浆制作方法 *Production methods*

1. 食材用料：陈皮10g，干黄豆50g，冰糖适量。

2. 食材准备：将干黄豆洗净，在温水中提前浸泡6～8小时；陈皮洗净备用。

3. 操作方法：将泡好的干黄豆和陈皮放入豆浆机杯体中，加入适量清水，接通电源，按下"五谷豆浆"键，十几分钟过后陈皮豆浆就制作成功了，可依据个人喜好加入适量冰糖。

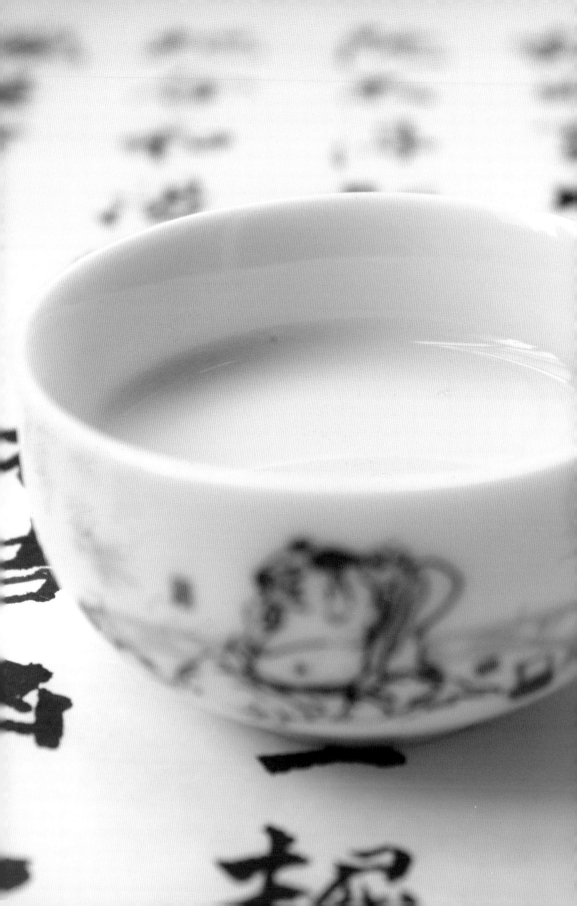

瘀血体质——桃仁豆浆

功用：*活血祛瘀，润肠通便，止咳平喘*

桃仁
干黄豆

体质特征：瘀血体质是因寒或因虚而导致体内血液循环不畅，以肤色晦黯、色素沉着、身上易出现瘀斑瘀点、口舌紫暗、舌下脉络增粗等血瘀表现为主要特征。此类人群极易心烦、健忘，周身易出现疼痛不适等症状，遇寒遇冷加重。

营养价值：桃仁性平、味苦甘，归心、肝、大肠经，活血祛瘀作用非常广泛，可用于治疗瘀血阻滞的各种痹症。现代研究表明，桃仁能够增加血流量，改善微循环，对于血液黏稠度过高的人来说是最适宜的食品。

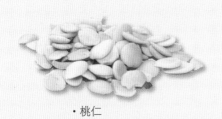

·桃仁

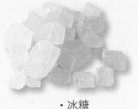

·冰糖

豆浆制作方法 *Production methods*

1. 食材用料：桃仁10g，干黄豆50g，冰糖适量。
2. 食材准备：将干黄豆洗净，在温水中提前浸泡6～8小时；桃仁洗净备用。
3. 操作方法：将泡好的干黄豆和桃仁放入豆浆机杯体中，加入适量清水，接通电源，按下"五谷豆浆"键，十几分钟过后桃仁豆浆就制作成功了，可依据个人喜好加入适量冰糖。

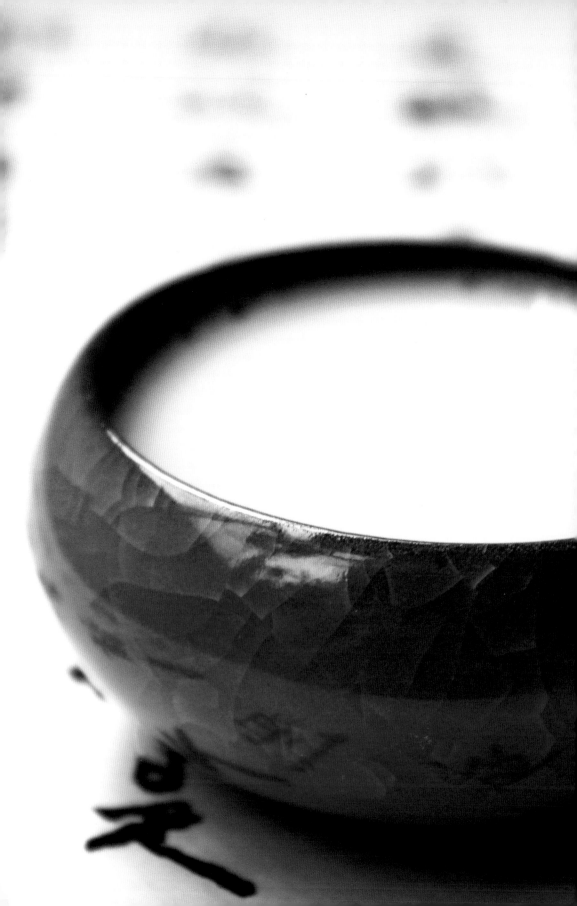

气郁体质——柚子豆浆

功用：理气化痰，消
食和胃，降低血糖

柚子
干黄豆

体质特征： 气郁体质的人由于体内气机郁滞而易导致神情抑郁、情感脆弱、闷闷不乐，舌淡且苔薄白。此类人群容易出现更年期综合征、抑郁症等情感障碍，对于精神刺激的适应力较差，若不及时干预，可能发展为精神疾病。

营养价值： 柚子性寒、味甘酸，酸能入肝经，解肝郁。柚子味道酸甜，含有丰富的维生素C及其他营养素，是食疗价值很高的水果。柚子所含的天然叶酸，是神经系统发育的重要营养成分，能够改善大脑功能，调节自主神经。

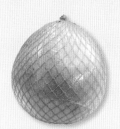

· 柚子

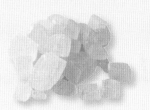

· 冰糖

豆浆制作方法 *Production methods*

1. 食材用料：新鲜柚子100g，干黄豆50g，冰糖适量。
2. 食材准备：将干黄豆洗净，在温水中提前浸泡6～8小时；新鲜柚子去皮，保留果肉。
3. 操作方法：将泡好的干黄豆和柚子果肉放入豆浆机杯体中，加入适量清水，接通电源，按下"五谷豆浆"键，十几分钟过后酸酸甜甜的柚子豆浆就制作成功了，可依据个人喜好加入适量冰糖。

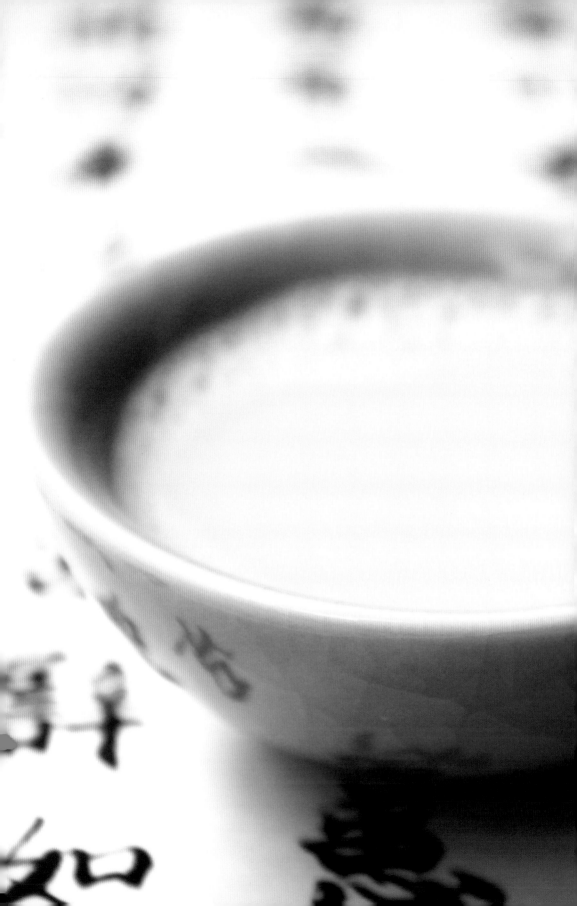

湿热体质——荷叶豆浆

功用：清热除湿，解暑，升发阳气，降压，减肥

荷叶
干黄豆

体质特征：温热体质的人由于湿热内蕴，以满面油光、口干口苦、痤疮、身重困倦、大便黏滞不爽或者便秘、小便赤热为主要症状，男性好发阴囊湿疹，女性易白带增多并常有异味，舌质偏红，苔黄腻，脉滑数。此类人群性格急躁易怒，夏季易得感受暑湿之邪，易患湿疹、皮炎等皮肤类疾病。

营养价值：荷叶色青绿，其气芳香，清热解暑，升发阳气。现代研究表明，荷叶还具有扩张血管、降低血压、降低血脂、减肥等功效，夏季食用新鲜荷叶则是最佳的解暑食疗方法。

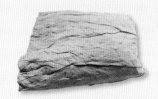

·荷叶

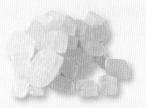

·冰糖

豆浆制作方法 *Production methods*

1. 食材用料：干荷叶20g，干黄豆50g，冰糖适量。
2. 食材准备：将干黄豆洗净，在温水中提前浸泡6～8小时；荷叶洗净备用
3. 操作方法：将泡好的干黄豆和荷叶放入豆浆机杯体中，加入适量清水，接通电源，按下"五谷豆浆"键，十几分钟过后清香除湿的荷叶豆浆就制作成功了，可依据个人喜好加入适量冰糖。

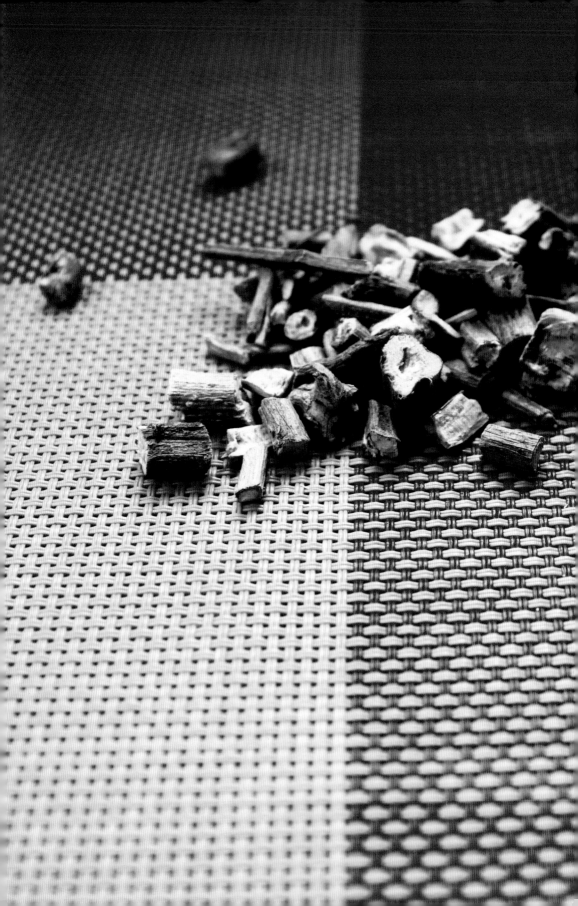

Part 8

对症养生豆浆

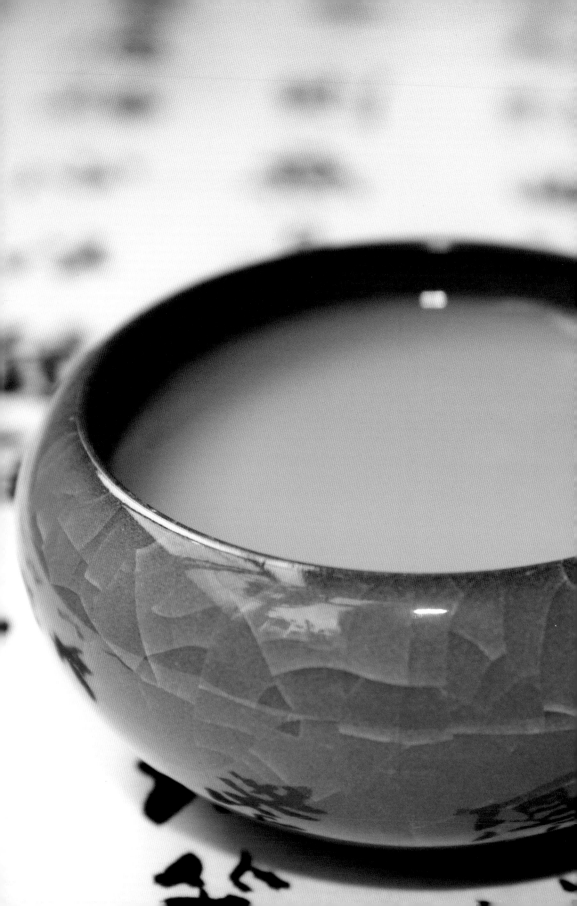

发汗解表——紫苏红糖豆浆

紫苏
红糖
干黄豆

> 功效：紫苏性温味辛，发汗力强，能够扩张皮肤血管，促进外周血液循环；红糖性温味甘，温中和血，能够补充热量，舒经活络。两者配合能够很好地缓解感冒初期的症状，淋雨或着凉之后立即服用，效果甚佳。

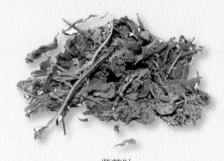

·紫苏叶

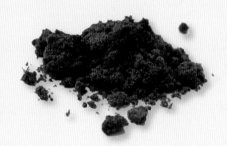

·红糖

豆浆制作方法 *Production methods*

1. 食材用料：紫苏叶10g，红糖20g，干黄豆50g。

2. 食材准备：将干黄豆洗净，在温水中提前浸泡6～8小时；紫苏叶洗净备用。

3. 操作方法：将泡好的干黄豆和洗净的紫苏叶放入豆浆机杯体中，加入适量清水，接通电源，按下"五谷豆浆"键，十几分钟过后滤渣倒出豆浆再加入红糖，紫苏红糖豆浆就制作成功了。

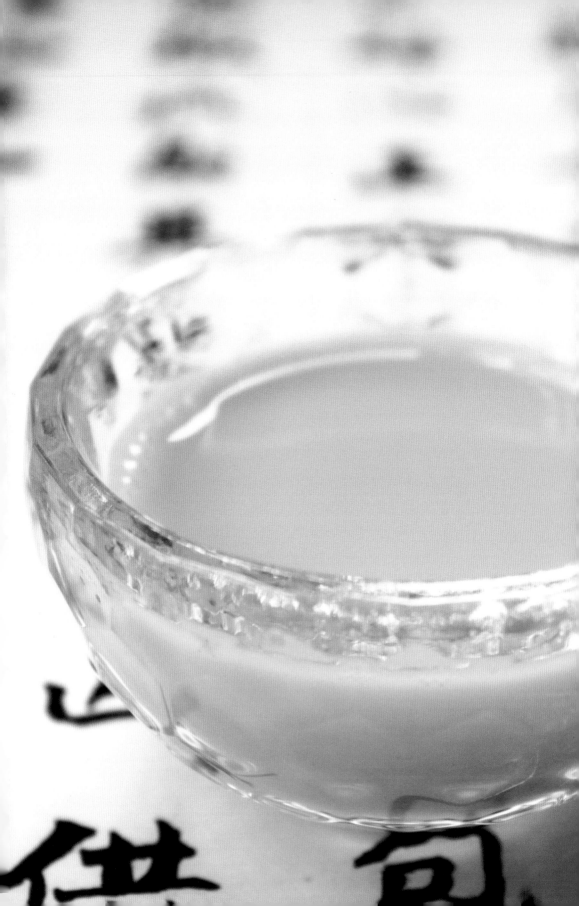

止咳平喘——桔梗金橘豆浆

桔梗
金橘
干黄豆

功效：桔梗具有宣肺止咳、祛痰排脓等作用，主治咳嗽痰多、咽喉肿痛、慢性支气管炎等疾病；金橘能够生津利咽、理气化痰，主治热病口干咽痛、胸闷不适、咳嗽咯痰等症状。二者合用能够加强止咳化痰之功效。

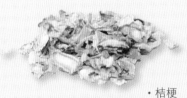
·桔梗

·冰糖

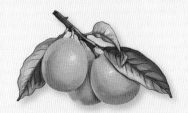
·金橘

豆浆制作方法 *Production methods*

1. 食材用料：桔梗15g，金橘50g，干黄豆50g，冰糖适量。

2. 食材准备：将干黄豆洗净，在温水中提前浸泡6～8小时；桔梗、金橘洗净，金橘去核备用。

3. 操作方法：将泡好的干黄豆和桔梗、金橘放入豆浆机杯体中，加入适量清水，接通电源，按下"五谷豆浆"键，十几分钟过后滤渣倒出豆浆再加入适量冰糖，桔梗金橘豆浆就制作成功了。

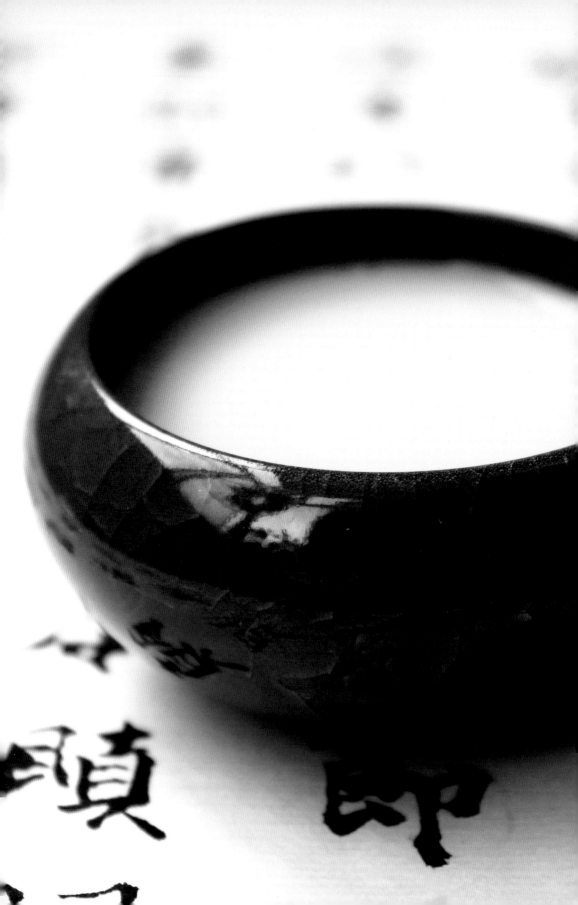

润肺润喉——神仙果豆浆

罗汉果
干黄豆

功效：罗汉果被人们誉为"神仙果"，营养极其丰富，其性凉味甘，归肺经、脾经，含有人体需要的多种营养元素，"止咳清热，凉血润肠"。罗汉果的特殊功效是润嗓爽音，现在许多利咽保健药物中都以罗汉果为主要成分，是用嗓过度人群的必备品。

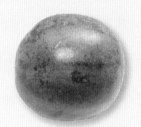

· 罗汉果

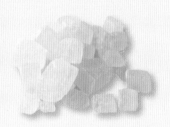

· 冰糖

豆浆制作方法 *Production methods*

1. 食材用料：罗汉果3个，干黄豆50g，冰糖适量。
2. 食材准备：将干黄豆洗净，在温水中提前浸泡6～8小时；罗汉果切碎备用。
3. 操作方法：将泡好的干黄豆和切碎的罗汉果放入豆浆机杯体中，加入适量清水，接通电源，按下"五谷豆浆"键，十几分钟过后滤渣倒出豆浆再加入适量冰糖，清咽润嗓的神仙果豆浆就制作成功了。

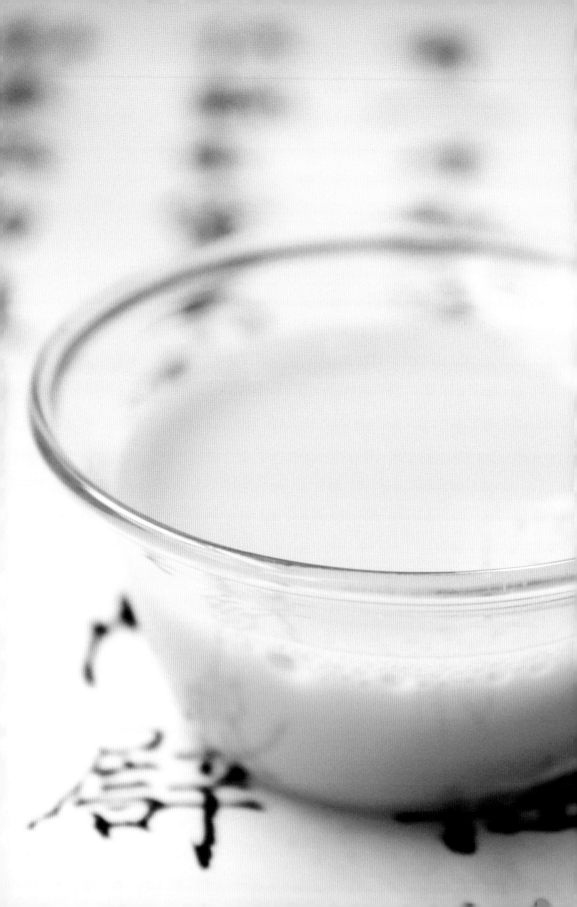

清热解暑——三叶豆浆

藿香
佩兰
薄荷

功效：藿香性温味辛，气味芳香，化湿醒脾，夏季常备用药"藿香正气水"就是利用了藿香的功效；佩兰同样是芳香化浊之品，常与藿香同用；薄荷气味清新，能够疏散风热而透达表邪。三味鲜品配合，清热解暑功效尤佳。

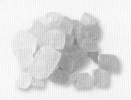

·冰糖

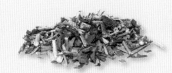

·佩兰

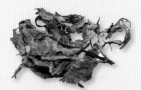

·薄荷

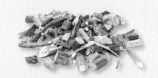

·藿香

豆浆制作方法 *Production methods*

1. 食材用料：藿香5g，佩兰5g，薄荷10g，干黄豆50g，冰糖适量。
2. 食材准备：将干黄豆洗净，在温水中提前浸泡6～8小时；藿香、佩兰、薄荷均用凉水洗净后备用。
3. 操作方法：将泡好的干黄豆和洗净的藿香、佩兰、薄荷放入豆浆机杯体中，加入适量清水，接通电源，按下"五谷豆浆"键，十几分钟过后滤渣倒出豆浆再加入适量冰糖，清热解暑的三叶豆浆就制作成功了。

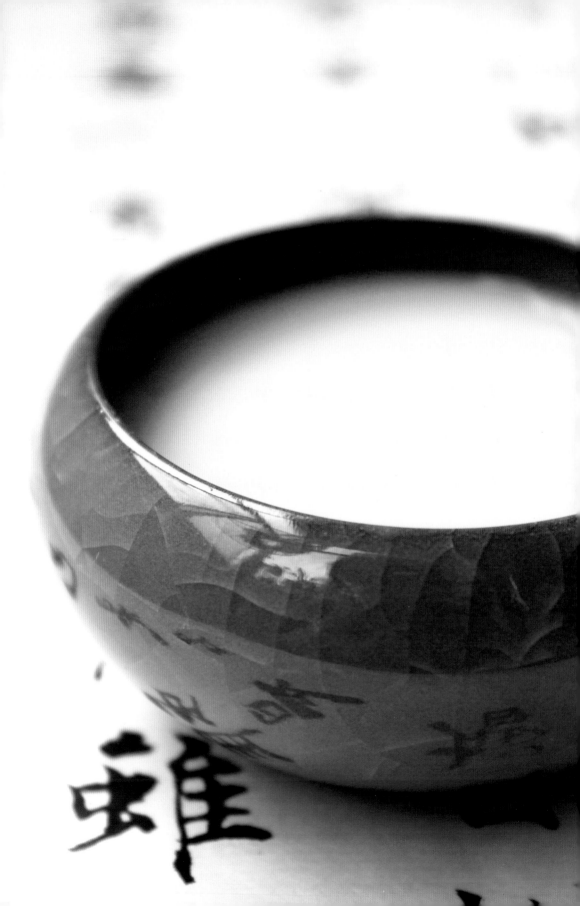

散寒温里——生姜豆浆

生姜
干黄豆

功效：生姜性微温味辛，入脾、胃、肺经，是人们平时餐桌上必不可少的调味品。生姜中含有的姜辣素既能清除自由基、抵抗衰老，同时还能促进血液循环、调整胃肠功能，从而健胃消食、散寒止呕。

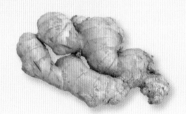

·姜

·冰糖

豆浆制作方法 *Production methods*

1. 食材用料：生姜10～20g，干黄豆50g，冰糖适量。

2. 食材准备：将干黄豆洗净，在温水中提前浸泡6～8小时；生姜洗净后去皮切片备用。

3. 操作方法：将泡好的干黄豆和生姜片放入豆浆机杯体中，加入适量清水，接通电源，按下"五谷豆浆"键，十几分钟过后生姜豆浆就制作成功了，可依据个人喜好加入适量冰糖。

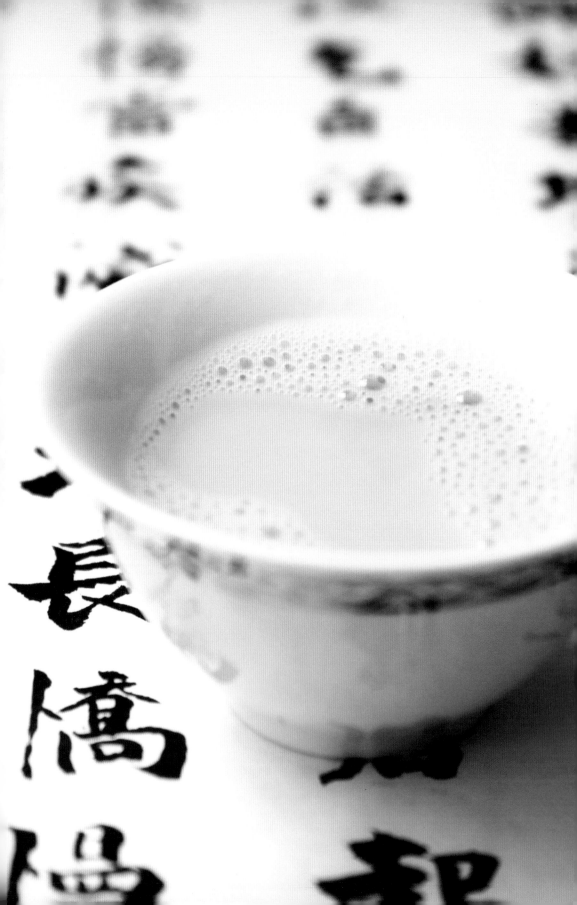

健胃消食——山楂豆浆

山楂
干黄豆

> 功效：山楂性平味甘酸，维生素C含量极其丰富，能够健脾消食，开胃和中，类似于健胃消食片的作用，尤其对于肉食积滞疗效甚佳，节假日吃了大鱼大肉之后可以来碗山楂豆浆解腻消食。

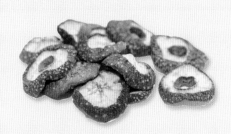

·山楂

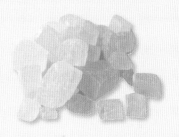

·冰糖

豆浆制作方法 *Production methods*

1. 食材用料：山楂20g，干黄豆50g，大米50g，冰糖适量。
2. 食材准备：将干黄豆洗净，在温水中提前浸泡6～8小时；山楂、大米洗净备用。
3. 操作方法：将泡好的干黄豆和山楂、大米放入豆浆机杯体中，加入适量清水，接通电源，按下"五谷豆浆"键，十几分钟过后健胃消食的山楂豆浆就制作成功了，可依据个人喜好加入适量冰糖。

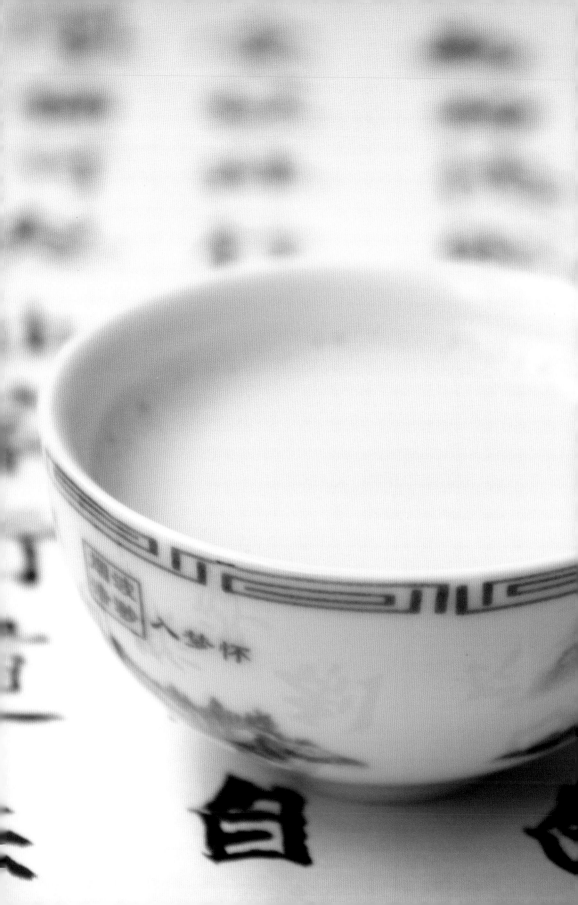

益气养血——龙眼豆浆

龙眼
干黄豆

功效：龙眼又称为"桂圆"，因其果肉看似传说中
"龙"的眼睛而得名。龙眼含有丰富的葡萄糖、蔗糖和
酒石酸，维生素A、B族维生素及多种氨基酸，有较强的
补益作用，体质虚弱的人应该多食。

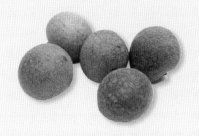

·龙眼

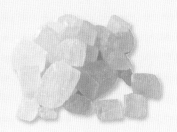

·冰糖

豆浆制作方法 *Production methods*

1. 食材用料：新鲜龙眼50g，干黄豆50g，冰糖适量。
2. 食材准备：将干黄豆洗净，在温水中提前浸泡6~8小时；龙眼去壳去核备用。
3. 操作方法：将泡好的干黄豆和龙眼肉放入豆浆机杯体中，加入适量清水，接通
   电源，按下"五谷豆浆"键，十几分钟过后龙眼豆浆就制作成功了，可依据个
   人喜好加入适量冰糖。

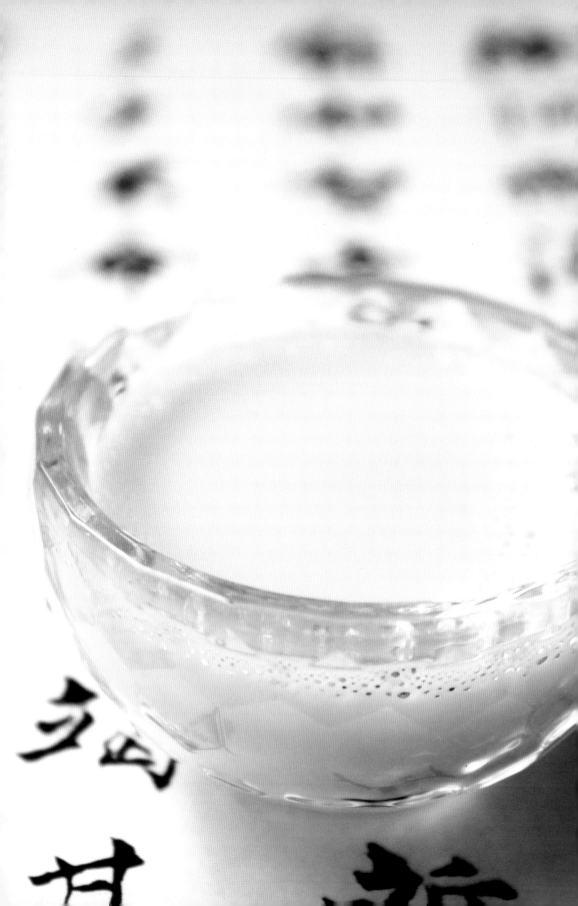

利水除湿——茯苓豆浆

茯苓
干黄豆

功效：茯苓甘淡而平，是历代中医推崇的利水渗湿的首选药材，自古被视为"中药八珍"之一。茯苓是一种产于山区的菌类，能够健脾安神、利水渗湿，对于妇女及老人是最好的滋补之品。据传慈禧太后最喜食茯苓，并命人将其制成"茯苓饼"，以方便进食。现在茯苓饼已经成为名贯京城的北京小吃。

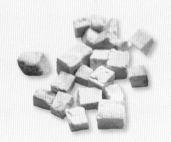

·茯苓

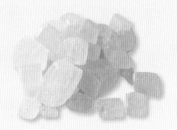

·冰糖

豆浆制作方法　*Production methods*

1. 食材用料：茯苓20g，干黄豆50g，冰糖适量。

2. 食材准备：将干黄豆洗净，在温水中提前浸泡6～8小时；茯苓洗净，用清水浸泡20分钟。

3. 操作方法：将泡好的干黄豆和茯苓放入豆浆机杯体中，加入适量清水，接通电源，按下"五谷豆浆"键，十几分钟过后茯苓豆浆就制作成功了，可依据个人喜好加入适量冰糖。

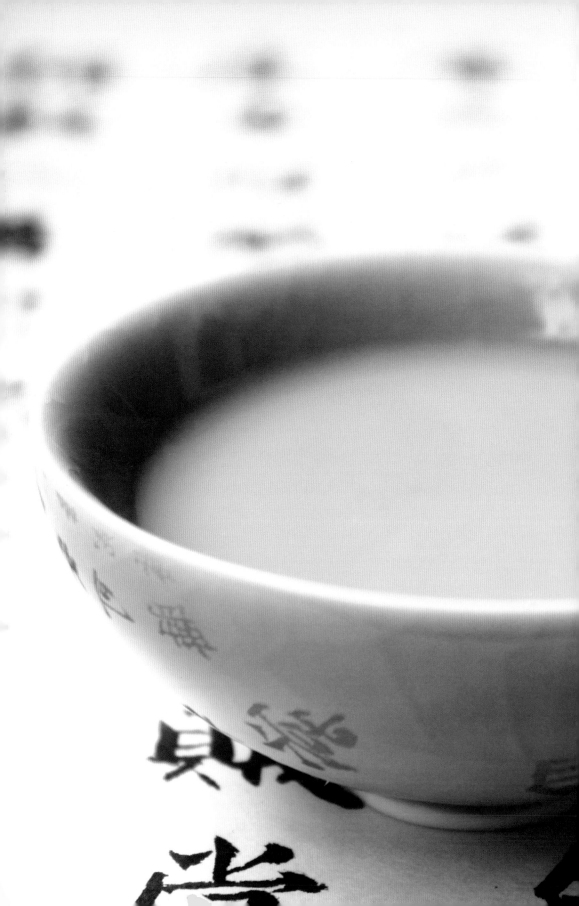

清肝明目——决明子豆浆

决明子
干黄豆

功效：决明子味微苦甘，性微寒，归肝、大肠经。决明子能够清肝泻火、滋阴明目，它含有维生素A，是视网膜的重要营养物质。现代研究表明，决明子对于肝火偏旺、肝肾亏虚所致的结膜炎、青光眼、白内障等眼睛疾患均有缓解和改善作用。电脑工作者和过度用眼的人群适合多食。

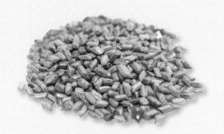

·决明子

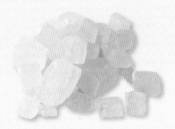

·冰糖

豆浆制作方法 *Production methods*

1. 食材用料：决明子20g，干黄豆50g，冰糖适量。
2. 食材准备：将干黄豆洗净，在温水中提前浸泡6~8小时；决明子洗净备用。
3. 操作方法：将泡好的干黄豆和决明子放入豆浆机杯体中，加入适量清水，接通电源，按下"五谷豆浆"键，十几分钟过后滤除渣滓并加入适量冰糖，决明子豆浆就制作成功了。

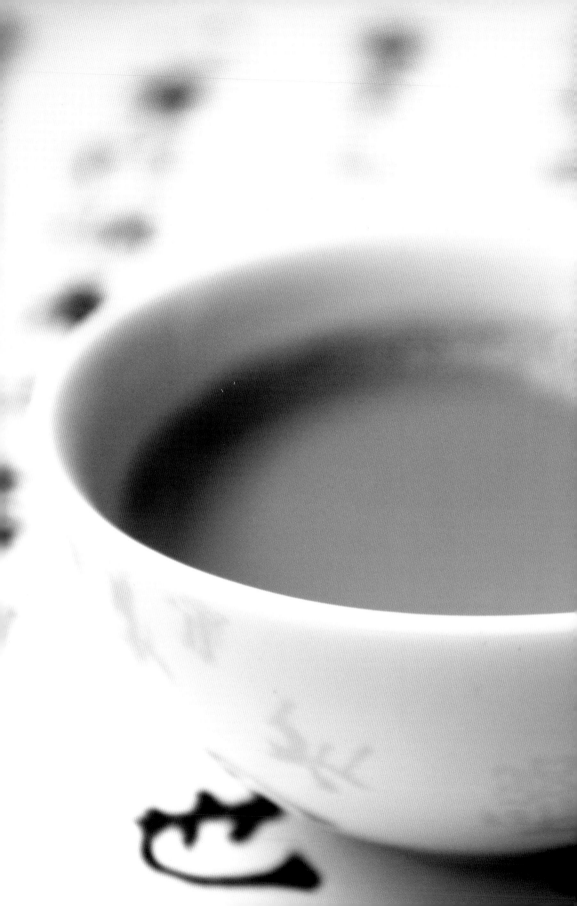

排毒润肠——桑葚豆浆

桑葚
干黄豆

功效：桑葚性寒味甘，含有较丰富的维生素，包括胡萝卜素、B族维生素及烟酸等。桑葚入肝、肾经，能够滋阴养血，适用于老年人肝肾阴血不足及津液亏损导致的肠燥便秘等症状。此外，桑葚还特别含有乌发素，能够治疗由于血虚引起的须发早白。

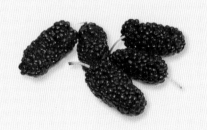

·桑椹

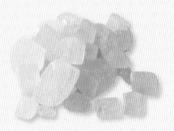

·冰糖

豆浆制作方法 *Production methods*

1. 食材用料：桑葚50g，干黄豆50g，冰糖适量。
2. 食材准备：将干黄豆洗净，在温水中提前浸泡6～8小时；桑葚洗净备用。
3. 操作方法：将泡好的干黄豆和桑葚放入豆浆机杯体中，加入适量清水，接通电源，按下"五谷豆浆"键，十几分钟过后，紫色诱人的桑葚豆浆就制作成功了，可依据个人喜好加入适量冰糖。

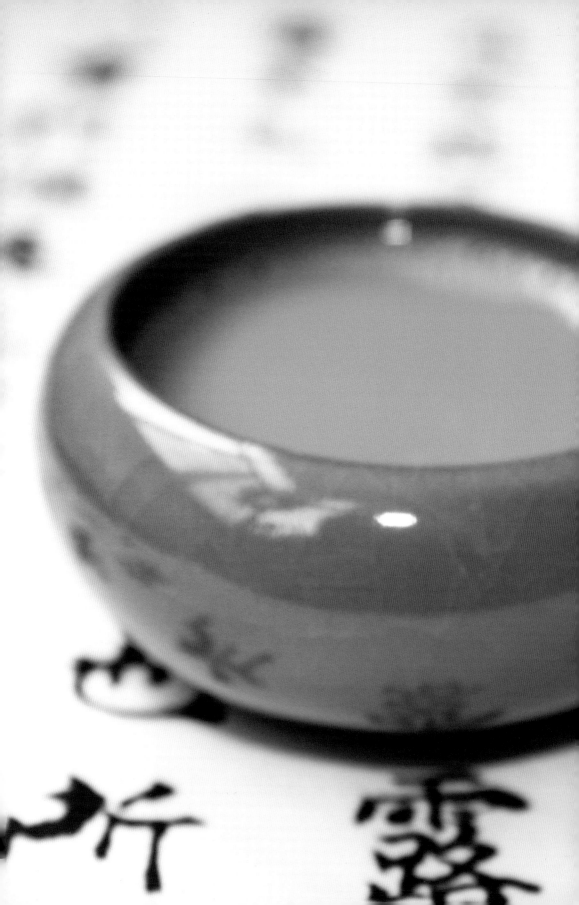

润肤养颜——桃花阿胶豆浆

桃花
阿胶
干黄豆

功效：桃花能够疏肝解郁、活血润肤、"去瘀生新"；阿胶自古以来被奉为"补血上品"，能够补血养血、滋阴润燥、延年益寿。桃花阿胶相配合，既能补血滋阴，又能活血化瘀，推动气血更好地运行，从而让人由内而外地"面若桃花"。

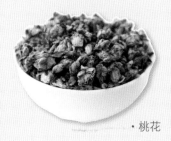
·桃花

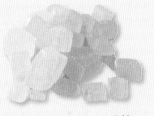
·冰糖

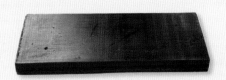
·阿胶

豆浆制作方法 *Production methods*

1. 食材用料：桃花10g，阿胶10g，干黄豆50g，冰糖适量。

2. 食材准备：将干黄豆洗净，在温水中提前浸泡6～8小时；桃花洗净备用。

3. 操作方法：将泡好的干黄豆和桃花、阿胶珠放入豆浆机杯体中，加入适量清水，接通电源，按下"五谷豆浆"键，十几分钟过后养颜美容的桃花阿胶豆浆就制作成功了，可依据个人喜好加入适量冰糖。

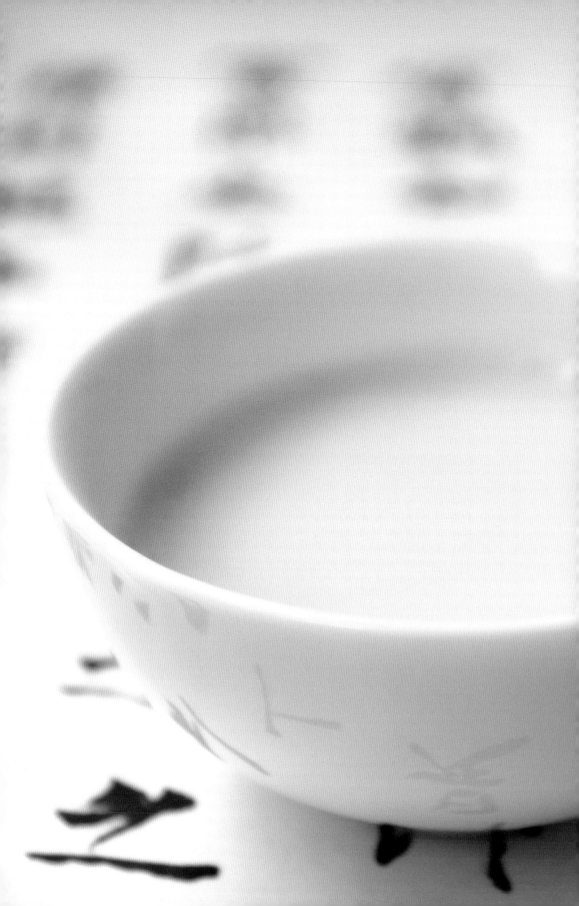

延年益寿——灵芝豆浆

灵芝
干黄豆

功效：提起灵芝这味名贵中药，估计无人不晓。灵芝性平味甘，归心、肺、肝、肾经。很多电影、电视剧中都把灵芝的功效过度夸大为"生死人，肉白骨"。虽然灵芝不具有起死回生的功效，但是常食灵芝的确能够延年益寿。灵芝中独有的灵芝多糖具有抗肿瘤、提高免疫力、降低血糖血脂与抗衰老的作用。

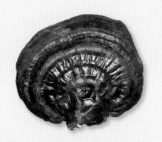

·灵芝

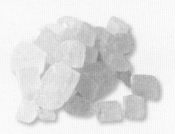

·冰糖

豆浆制作方法 *Production methods*

1. 食材用料：灵芝10g，干黄豆50g，冰糖适量。
2. 食材准备：将干黄豆洗净，在温水中提前浸泡6～8小时；灵芝洗净备用。
3. 操作方法：将泡好的干黄豆和灵芝放入豆浆机杯体中，加入适量清水，接通电源，按下"五谷豆浆"键，十几分钟过后延年益寿的灵芝豆浆就制作成功了，可依据个人喜好加入适量冰糖。

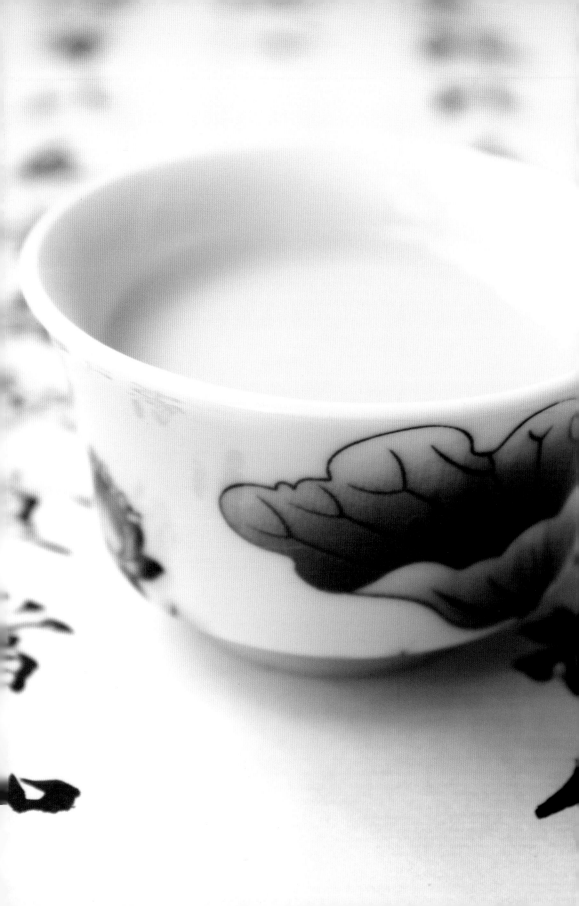

减肥清脂——月见草豆浆

月见草子
绿豆

功效：月见草性温味甘，其种子含有月见草油，此类油是血管垃圾的"清道夫"，能够有效地预防脑血栓，降低血脂、血糖；绿豆能够利尿降脂。二者配合能够有效地减少脂肪。

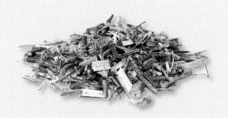

·月见草

·冰糖

豆浆制作方法 *Production methods*

1. 食材用料：月见草20g，绿豆50g，冰糖适量。
2. 食材准备：将绿豆洗净，在温水中提前浸泡6～8小时；月见草子洗净备用。
3. 操作方法：将泡好的绿豆和月见草子放入豆浆机杯体中，加入适量清水，接通电源，按下"五谷豆浆"键，十几分钟过后月见草豆浆就制作成功了，可依据个人喜好加入适量冰糖。

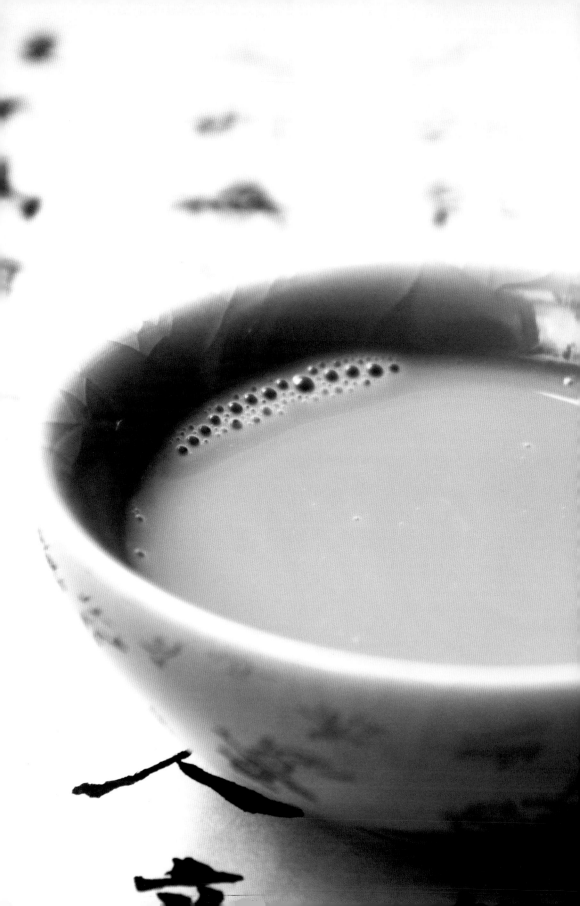

益智健脑——核桃花生豆浆

核桃
花生
干黄豆

功效：这款豆浆特别适用于脑力劳动者。核桃、花生都
是补脑益髓的坚果，长期食用能够提高记忆力，为神经
细胞提供丰富的磷脂，营养大脑。

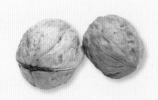

·核桃

·冰糖

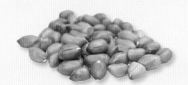

·花生

豆浆制作方法 *Production methods*

1. 食材用料：核桃50g，花生50g，干黄豆50g，冰糖适量。
2. 食材准备：将干黄豆洗净，在温水中提前浸泡6～8小时；核桃、花生去壳备用。
3. 操作方法：将泡好的干黄豆和核桃、花生放入豆浆机杯体中，加入适量清水，
   接通电源，按下"五谷豆浆"键，十几分钟过后营养美味的核桃花生豆浆就制
   作成功了，可依据个人喜好加入适量冰糖。

195

图书在版编目（CIP）数据

豆浆、米糊、蔬果汁养生事典/阿贝美食著. —郑州：河南科学技术出版社，2013.1
ISBN 978-7-5349-6061-1

Ⅰ.①豆… Ⅱ.①阿… Ⅲ.①饮料-食物养生 Ⅳ.①R247.1

中国版本图书馆CIP数据核字（2012）第299957号

出版发行：河南科学技术出版社
　　　　　地址：郑州市经五路66号　　邮编：450002
　　　　　电话：(0371) 65737028　　65788613
　　　　　网址：www.hnstp.cn
策划编辑：李　娟
责任编辑：李　娟
责任校对：柯　姣
装帧设计：水长流文化
责任印制：张艳芳
印　　刷：北京盛通印刷股份有限公司
经　　销：全国新华书店
幅面尺寸：170mm×240mm　　印张：12.5　　字数：200千字
版　　次：2013年1月第1版　　2013年1月第1次印刷
定　　价：29.80元

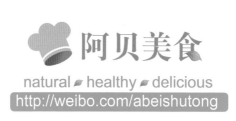